発達障害とどう向き合うか

吉濱ツトム

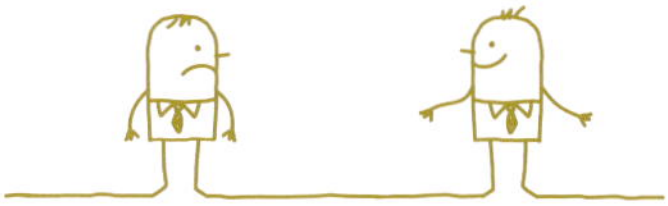

実務教育出版

はじめに

ある企業に、少しのことですぐに怒鳴る男性がいました。

自分が立てた計画通りにいかないと怒り出し、よりよい仕事のために意見を交換しようとしただけで激高し、内線をかけて延々と文句を言う。社員だけでなく、付き合いのある取引先にも同じ態度を取るので、社外からの評判も最悪です。

彼は40代半ばですが、入社してからずっとその調子なので、だれからも避けられていて、いつもポツンとひとりで過ごしています。

この話を教えてくれたのは、同じ企業で働く同僚の女性でした。社内の困った人という話題になると、いつもこの男性が俎上《そじょう》にのり、「彼の性格は最悪だ、なるべく関わりたくない」と言い合うのだそうです。

僕はこれを聞いてすぐにピンときました。彼は発達障害を抱えている、と。

規則性にこだわりがあり、予定外の出来事にはパニックを起こしてしまうのが発達障害の典型的な特徴のひとつですが、彼も、少しでも予定と違うことがあると、不安でたまらなくなり、どうしていいか分からなくなってしまう傾向があります。それで、周囲に当たってしまう。そうすることでしか、パニックを紛らす方法を知らないのでしょう。

また、同時に複数のことをこなせないので、自分の仕事を進めている途中で意見を言われると、それだけで情報処理が追いつかなくなり、フリーズしてしまう。作業を分断されると自分では抑えきれない怒りが湧き上がり、「この状況を生み出したのはお前か」と怒鳴り散らしてしまうのです。

彼は長年同じ部署で働いているとのことですが、この激しい症状を見る限り、現在の仕事が彼の能力と合っておらず、適応障害を起こしている可能性も高いでしょう。

適応障害とは、ある特定の状況や出来事が、つらく耐えがたいときに出る障害で、涙もろくなったり、過剰に不安感が強くなったり、神経過敏になるなどの内面症状から、怒鳴る、物を壊す、暴力を振るうなど、行動面でも症状が出る場合もあります。

適応障害だけであれば、ストレスの原因となっている物事を遠ざけることで、症状をかなり軽減させることができます。この場合で言えば、現在の業務から離れることがひとつの解決策です。しかし、彼の場合、発達障害の症状を軽減しなければ、どこの職場に行っても、同じことを繰り返してしまうでしょう。

彼はこう思っているはずです。なぜ、ささいなことでこんなにパニックになってしまうのか。なぜ、前向きな会話をしようとする相手に対して怒りに満ちた対応をしてしまうのか。

自分の行動に対して、相手が困っていることも、性格が悪いと思われていることも、彼は自覚しています。

でも、なぜ自分がすぐに怒ってしまうのか、よく分からない。自分の頭の中にブラックボックスのようなものがあって、そこには自分でも触れることができない。いつもモヤモヤした思いを抱えている。世の中はとても生きづらいと思っている――。

性格が悪い、周りの空気が読めないと思われている人は、実はそれが「性格」という問題ではなく、脳の器質性障害が原因の発達障害であるというケースが非常に多く見受けられます。

学生時代は優秀で、いい大学に入り、大企業に就職した。でも、そこから人間関係がうまくいかない、仕事でなぜかミスばかりしてしまう。僕のカウンセリングを受けに来るのは、こういった謎の生きづらさを抱えて、自分ではどうしようもなくなった人たちです。

僕のところではまず、症状を抑えるために肉体的な健康を目指してもらい、それから感情をコントロールできるように情緒を安定させ、そして社会で必要となるコミュニケーションの技術を学んでもらうカリキュラムをひとりひとりに合わせて組み、実行してもらいます。

そこから、類い希《まれ》なる才能を見つけ出し、その進展を図ります。発達障害だからこそ持つ異能を発揮できるように環境を整え、社会の一線で活躍する人物になるお手伝いをするわけです。

僕は、ここに来た人に、「発達障害に生まれてよかったですね」と言います。これはお世辞でも何でもなく、発達障害のマイナス症状を軽減させ、本来の才能を引き出すだけで、ハイクラスの仕事に就くようになった人を何人も見てきたからです。

発達障害は不治の病ではありません。そのつらい症状の中に磨けば光る原石が眠っています。絶望する前にこの本を開いてみてください。きっと生きるヒントが見つかるはずです。

はじめに　1

第1章　生きづらさの正体——発達障害を抱えて生きるということ　11

生きづらさを抱えて生きる人たち　12

〝グレーゾーンの発達障害〟とは？　18

発達障害はだれでも改善できる　21

発達障害のセルフチェック　24

第2章　ようやく認知されはじめた発達障害——真性からグレーゾーンまで　37

10人に1人が発達障害？ 38
発達障害の診断基準とは 41
わかりにくい発達障害の種類と特徴 44
ASD（自閉症スペクトラム＝アスペルガー症候群、高機能自閉症） 46
ADHD（注意欠陥・多動性障害） 50
LD（学習障害） 52
発達性協調運動障害 54
トゥレット症候群 54
セロトニン機能が弱い日本人 55
日本人のおもてなし精神の正体 58
知っておきたい二次障害のさまざまな症状 60
自閉症からアスペルガーに突然の〝変身〟 65
人生を変えた肉体改造 69
防衛本能にただ従ってしまうという怖さ 73

第3章 発達障害と向き合う ——特有の症状は軽減できる　79

子ども時代に見られる症状　80
「変わっている」と思われている子が感じていること　82
なぜ糖質を抜くと症状が改善するのか　86
発達障害の子育てに必要な技術とは　90
CASE 1 ディスレクシア（難読症）　94
CASE 2 おねしょ　100
CASE 3 教室で寝そべってしまう　105
CASE 4 性器いじり、鼻ほじり　110
CASE 5 拗ねる　114
CASE 6 自己主張ができない　119
CASE 7 電車の中で暴れる　123
CASE 8 叱るとウソをつく　128

第4章 もしも自分が発達障害だったら
――大人になって気づいた人のために―― 133
社会人になって発達障害がわかったら 134
マイナスの症状もプラスの特徴になりうる 136
発達障害だからこそ、自分の中の才能に気づく 142
発達障害の症状を仕事に活かす 147
発達障害別に見た適職リスト 153
発達障害の恋愛と結婚 159
CASE1 片付けられない 163
CASE2 繊細すぎる 167
CASE3 被害者意識が強い 171
CASE4 真面目すぎる 175
CASE5 怒りが抑えられない 179

第5章 発達障害という個性——生きづらさから解放されるには 183

日本には体系化された治療法が存在しない 184

数値による把握が重要なカウンセリング 188

発達障害を克服するプロセスとは 191

知識獲得　食事改善　肉体強化　環境圧力の設定　行動療法

自己暗示による認知の是正　環境を設定する　才能の発掘

おわりに 219

第1章

生きづらさの正体

——発達障害を抱えて生きるということ

生きづらさを抱えて生きる人たち

——常に地球は自分を中心に回っていて、自分が世界の主役で、他人のどんなことも自分に関係のある事柄として考えることがやめられない。いつも何かが気になって、いろいろなことが心配になって、いてもたってもいられなくなるけれど、次の瞬間には別のことが頭を支配して、1秒前のことも忘れてしまう。ちょっとしたことですぐに落ち込み、かと思うと急にテンションが上がる。そうこうしているうちに、十数年前の恥ずかしかった体験がフラッシュバックしてきて、当時の感覚が蘇《よみがえ》ってきて、恥ずかしさにのたうちまわる。すると、そのとき助けてくれなかった友達に、ふいに激しい怒りが湧いてきて、携帯を手に取る。でも、携帯を見た途端、しなければいけない仕事を思い出し、気づくと、思った以上に時間がなくなっていて、何もかも間に合わない。どうしていいのか分からないこれは、ＡＤＨＤ（注意欠陥・多動性障害）の多動・衝動性優勢型とアスペルガー症候群を併せ持つ男性が語ってくれた、数分間のうちに起こる思考経緯です。常に忙しく何かを考え、悲しみ、怒り、喜びなど複数の感情が同時に押し寄せるため、感情の処理に頭がいっぱいになり、他のことが手につかなくなる。この大容量の思考が数時間続くと、心も体もクタクタになり、強い疲労に襲われます。

ＡＤＨＤの思考はもちろんさまざまであり、全員こう考えているわけではありませんが、常に忙しく何かを考えていて、気持ち的に追い立てられているという精神状態がよく分かります。

では、おとなしいタイプとされる受動型アスペルガーの場合はどうでしょうか。

――社内で同じ課に配属された人とプロジェクトを進めることになったけど、必ず自分に意見を求めてくるので、ストレスを感じています。

例えば、「クライアントに書類提出するときに、どちらの書式がいいか」と聞かれても、どうしても選べなくて。「やる気がないの？」と言われて、相手を怒らせてしまいました。

取引先とトラブルになったときは、何が問題になっているのか把握できなくて、謝るタイミングを逃してしまい、あとで課長にかなり叱られました。

朝、普通に会社に出勤したら、周囲から「顔が赤いよ、大丈夫?」「医務室に行って、見てもらったほうがいい」と言われたので医務室に行ったら、熱が40度近く出ていて、即病院に。自分では少しだるいと思っていただけだったのですが、結局2日入院しました。

自分でどこが困っているか分からないし、体調が悪いのかいいのかも分からない。自分が本当は何が好きかも分からないから、ランチではメニューの一番上にあるものを選ぶようにしています。小説を読んでいても、主人公に感情移入したことがありません。

人から自分のことを聞かれるのが一番困ります——


このように、主体性をうまく持つことができないのが受動型の特徴です。淡々としているように見えて、敏感に空気を読み、細かい気配りをするので、周囲はアスペルガーだということにまったく気づきませんし、もちろん自分でも気づいていません。本人のキャパシティー以上に気を使って周囲に合わせようとしているので、心身共に激しく消耗し、疲れやすくて体が弱い人が多く、知らない間に体調を崩すこともあります。

発達障害と聞くと、「人のことを考えないKYなやつ」「いきなり変な行動をする」などというイメージを持つ人が多いのではないでしょうか。

しかし、この例のように、実は発達障害の人ほど、人のことを考えすぎてしまったり、気を使いすぎてしまうことが多々あります。

ただ、その気遣いの仕方が少し下手で、相手を理解しないまま闇雲に心配しすぎてしまうことで、周囲に変に思われてしまうこともあるのが特徴と言えます。

もうひとつ、典型的な例を挙げましょう。

――子どもの頃から大きな声が苦手で、いつも誰かに怒られるのではないかとビクビクしていました。覚えているのは、クラスの子が私とは離れた場所で大喧《おおげん》嘩《か》をしたときのことです。

私にはまったく関係のない喧嘩だったのですが、大声で罵《ののし》り合っているのを聞いていると、自分が悪い気がしてきて、涙が溢れて止まらなくなりました。それでも喧嘩がやまなかったので、これはやっぱり自分が悪いのだ、と感じて「私が悪いんです、ごめんなさい！」と泣きながら叫んでしまいました。
今でも、大きな声を出されると体がこわばってしまいますが、子どもの頃よりは慣れてきたと思います――

この話をしてくれたのは、僕のところに相談に来た不注意優勢型ＡＤＨＤの28歳の女性でした。おっとりしていて、何をするにもスローペース。超がつくほど繊細で、人から嫌みを言われようものなら、いつまでも引きずってしまい、悩みすぎて体調を崩すほどです。ちょっとでも相手が不機嫌そうな顔、つまらなそうな素振りを見せただけでも傷ついてしまいます。

ここまで見てきたように、思考がめまぐるしく変わる、人の言うままに行動してしまうなど、極端な行動や思考が子どもの頃から続いているという場合、なんらかの発達障害の疑いがあります。

はっきりした症状が出ていなくても、子どもの頃から「ちょっと変わってるね」と言われてきたという場合も、もしかしたら発達障害が隠れているかもしれません。

とはいえ、例に挙げた人たちと同じ兆候があったとしても、それが即、発達障害だということにはなりません。発達障害の症状は、本来だれもが持っているクセや性格ともいえるからです。また、人によって濃淡があり、アスペルガーとADHDの症状を複雑に併せ持つこともあります。

何か分からないが、謎の不安感を長年抱えている人。なぜか失敗が多くて仕事がうまく続かない。いつも人間関係でトラブルが起きてしまう。「生きづらい」と感じている――。

社会的に成功しているにもかかわらず、こういった悩みを人知れず抱えている人。もしかしたらその人は、〝グレーゾーンの発達障害〟なのかもしれません。

〝グレーゾーンの発達障害〟とは？

「生きづらさ」を抱え、発達障害で悩む人たちに、僕の経験や知識をもとにした指導法でカウンセリングをしはじめてから、12年が経ちました。発達障害と診断されて悩んでいる人はもちろん、もしかしたらそうかもしれないという漠然とした不安がある人、また、子どもが発達障害と診断されて途方に暮れている人など、これまでさまざまな人の話を聞き、改善のお手伝いをしてきました。

もちろん今もそうですが、僕は発達障害のひとつであるアスペルガー症候群です。しかも、「ど」がつくほど重度のアスペルガーです。

現在は、アスペルガーの特徴をふまえ、自分で構築したプログラムを実践しているので、ほとんど目立たない程度に症状を抑えることができていますが、昔は自分の中で何が起きているかまったく理解できず、周囲に迷惑をかけっぱなし。自分に甘く、衝動のままに食べたいものを過剰に食べ、運動をまったくせず、あげくの果てにスピリチュアルにハマって、瞑想《めいそう》をして精神を鍛えれば肉体を凌駕《りょうが》できるなどと、バカバカしい思い込みで自堕落な生活を送り続けていました。

こんな、昔の僕のような極端な〝真性アスペ〟の症状が出ていれば、病院でも診断がつき、周囲も「この人、ちょっと変だな」と気づいているでしょう。

でも、診断がつく真性の発達障害は、発達障害を抱えている人の総数に比べれば、ほんの一部というのが現状です。普通に生活できてしまうゆえに、本人も周囲の人も気づかない〝グレーゾーンの発達障害〟を抱え、ひとりで苦しんでいる人がたくさんいるのです。

最近では、ネットなどで気軽にセルフチェックができ、発達障害者本人のブログも増えているなど、以前と比べると、発達障害という病気の認知度は格段に上がっています。しかし、グレーゾーンの発達障害の人は、教科書に載っているようなステレオタイプの症状が出にくい、もしくは軽いという傾向があります。

とくに大人の場合は、うまく周りと合わせて生きている人も多いため、精神科を訪れても、発達障害と診断されないことも多く、本人だけが自分の中の大きな違和感と闘いながら、もしくは持て余しながら思考の迷路を漂い続けるしかない生活を余儀なくされています。

子どもの場合も同様です。最近、育児の現場では、親に対して発達障害についてのアナウンスが増え、少しでもその傾向があったら医療機関に相談するように呼びかけているようです。取り組み自体は評価できますが、これが逆に不安を呼び、自分の子どもが発達障害かもしれないと悩んで、僕のところに訪れるお母さんもたくさんいます。

もちろん、早いうちから診断がついていたほうがいいに越したことはありません。適切な療育を受けさせ、二次障害を防ぐことができるからです。子どもが抱える困難さを周囲が理解しておらず、不適切な対応をとったために起こる二次障害は、うつ病や双極性障害、統合失調症から、睡眠障害、情緒障害、それに伴う不登校など幅広い症状として現れ、大人になっても尾を引いてしまうことが多々あります。

集団行動の中で気づかれることの多い発達障害は、幼稚園や保育園などで初めて指摘されます。そして、小学校に入るときに、特別支援学級や通級に通わせるかどうかの選択を迫られます。

このとき、外聞などを気にして、発達障害の症状が出ている子どもを無理やり普通級に通わせる親もまだまだ多いのですが、勉強についていけず、友達からもバカにされていると、子どもは失敗体験を重ね、次第に「自分は何をやってもダメ」と、自己評価が低下します。そして、自分に対して否定的になり、うつや引きこもりにつながってしまいます。

子どものときに適切な療育を受けていれば、大人になって二次障害で苦しむことも少なくなります。世間体などというささいなことで子どもの大事な将来を決めないでほしいと、僕は思います。

発達障害はだれでも改善できる

実は、日本における発達障害についての研究は、先進のアメリカにはもちろん、世界に比べてもかなり遅れています。もっと言うと、日本の精神医学自体の発展は壊滅的に遅れています。

なぜかと言うと、60年前の学生運動が原因でした。1960年代、さまざまな分野の学問や社会構造が学生たちによって破壊されました。医学も標的になり、

「行きすぎた医局支配、行きすぎた研究至上主義を撤廃する」という名目のもと、「精神疾患は存在しない、社会的な弱者を抑圧するための詭弁にすぎない」として、なんと**1995年まで精神疾患全般の一切の研究を放棄し、精神疾患を患っているであろう人たちを、施設で世話するだけという状況が続いた**のです。

それも、日本の研究や学問をリードしていくはずの東大、京大をはじめとする旧帝大がこの状態だったのですから、他の大学、機関でも当然同じであったことは言うまでもありません。

もっとも、アメリカであっても、発達障害の研究が勃興《ぼっこう》してきたのは1981年以降なので、この病気自体、まだまだ知られていないことも多いのが現状です。

このように、長年、精神医学分野が未発達だった日本では、発達障害についてよく分かっていない医師、教師がほとんどでした。大人になるまで適切な診断がされず、重い症状を抱えたまま見過ごされてきた人がたくさんいます。

では、その症状は重いままで、一生治らないのか？

答えは、半分ＹＥＳで半分ＮＯです。発達障害は先天性の脳の器質障害なので、治ることはなく、一生付き合っていかなくてはいけません。しかし、何歳からでも症状を改善することは可能です。発達障害本来の症状だけでなく、うつや精神疾患などの二次障害も、改善することが可能です。

簡単に言うと発達障害は、「肉体的な問題」「感情的な問題」「コミュニケーションとしての問題」「動作性の問題」の4つを改善することができれば、生きづらさや大きなストレスから解放されます。〝グレーゾーン発達障害〟も同様です。

かつ、時流に合った才能を見つけ、進展させ、活用に集中させることができれば、発達障害だからこそ、社会の一流どころとして活躍できます。

僕はよく、相談に来た人に「発達障害に生まれてラッキーですよ」と言います。お世辞でも何でもなく、定型発達者と比べて、一部の才能が秀でているのが発達障害の最大の特徴だからです。

世間一般の人が、発達障害と診断されて絶望するのは、その偏ったイメージもそうですが、発達障害の症状を軽減する方法が見つからないからです。病院に行っても、診断はしてくれたものの、「認知療法をしたらいいんじゃないんですか？」などという、アドバイスにもならないことを言われます。

「ミスが多いのであれば、パソコンで管理したらいいですよ」と言われた人もいますが、それができないから、もがき苦しんだ挙げ句、恐る恐る診察を受けに行くんです。

こういう、運悪く発達障害を理解しない医師に当たってしまうと、却って発達障害と分かったばかりに絶望してしまうことがよくあります。「それならいっそ知らなきゃよかった」と、カウンセリングで話してくれる人が多くいます。

だからこそ、自分をつかめずにいるグレーゾーンの人、発達障害と言われて目の前が真っ暗になった人に言いたいのは、「症状は必ず改善する」ということ、「生きづらさもなくなる」ということです。

改善の方法については、後章で詳しく説明していきます。

発達障害のセルフチェック

発達障害の症状は、人によってさまざまですが、締め切りが守れない、空気が読めない、飽きっぽい、マニアック、衝動的に行動してしまう、マイナス思考、整理整頓ができない、計画性がないなど、多岐にわたります。性格、個性と捉《とら》えられてしまうような軽い症状ですんでいる人もいれば、社会生活が困難なほど重い症状が出ている人もいます。

僕の発達障害改善のプログラムは、仕事上のうっかりミスを減らす、思考や物事の整理整頓の仕方という実践的な技術から、規則正しい生活や睡眠の仕方など、生活に必要なノウハウも教えます。これは、発達障害に限らず、すべての人に、よりよい人生を提供できる方法でもあります。

飽きっぽい、空気が読めないなどの理由で仕事がうまくいかなくなったこと、恋愛、夫婦関係のこじれなどは、発達障害でなくても、だれもが抱えている悩みと言っていいでしょう。もしも、一度でも「生きづらい」「生きるのが苦しい」と思ったことがあるなら、自分を知るためにも、セルフチェックをしてみることをおすすめします。

次のチェックリストは、ケンブリッジ大学自閉症研究チームが作成したアスペルガー指数テストで、翻訳は千葉大学の若林《わかばやし》明雄《あきお》教授、茨城大学の東條《とうじょう》吉邦《よしくに》教授によるものです。アスペルガーとなっていますが、高機能自閉症やＡＤＨＤにも当てはまる項目なので、まずは自分がどのくらい発達障害の傾向を持っているのか確認してみましょう。
15点以上あったら、グレーゾーンの発達障害である可能性があります。36点以上ある場合は、発達障害と診断されるような強い症状が出ているとされます。しかし、高得点であれば絶対に発達障害と言い切れるものではありません。あくまで目安としてチェックしてみてください。

以下の項目に当てはまる答えを選択してください。
①そうである　②どちらかといえばそうである　③どちらかといえばそうではない　④そうではない

1. 何かをするときには、一人でするよりも他の人といっしょにする方が好きだ。
2. 同じやりかたを何度もくりかえし用いることが好きだ。

3. 何かを想像するとき、映像（イメージ）を簡単に思い浮かべることができる。

4. ほかのことがぜんぜん気にならなくなる（目に入らなくなる）くらい、何かに没頭してしまうことがよくある。

5. 他の人が気がつかないような小さい物音に気がつくことがよくある。

6. 車のナンバーや時刻表の数字などの一連の数字や、特に意味のない情報に注目する（こだわる）ことがよくある。

7. 自分ではていねいに話したつもりでも、話し方が失礼だと周囲の人から言われることがよくある。

8. 小説などの物語を読んでいるとき、登場人物がどのような人か（外見など）について簡単にイメージすることができる。

9. 日付についてこだわりがある。

10. パーティーや会合などで、いろいろな人の会話についていくことができる。

11. 自分がおかれている社会的な状況（自分の立場）がすぐにわかる。

12. ほかの人が気がつかないような細かいことに、すぐ気づくことが多い。

13. パーティーなどよりも、図書館に行く方が好きだ。

14. 作り話には、すぐに気がつく（すぐわかる）。

15. モノよりも人間の方に魅力を感じる。

16. そうすることができないとひどく混乱して（パニックになって）しまうほど、何かに強い興味を持つことがある。
17. 他の人と、雑談のような社交的な会話を楽しむことができる。
18. 自分が話をしているときには、なかなか他の人に横から口をはさませない。
19. 数字に対するこだわりがある。
20. 小説を読んだり、テレビでドラマなどを観ているとき、登場人物の意図をよく理解できないことがある。
21. 小説のようなフィクションを読むのは、あまり好きではない。
22. 新しい友人を作ることは、むずかしい。

23. いつでも、ものごとの中に何らかのパターン（型や決まりなど）のようなものに気づく。

24. 博物館に行くよりも、劇場に行く方が好きだ。

25. 自分の日課が妨害されても、混乱することはない。

26. 会話をどのように進めたらいいのか、わからなくなってしまうことがある。

27. 誰かと話をしているときに、相手の話の〝言外の意味〟を理解することは容易である。

28. 細部よりも全体像に注意が向くことが多い。

29. 電話番号をおぼえるのは苦手だ。

30. 状況（部屋の様子やものなど）や人間の外見（服装や髪型）などが、いつもとちょっと違っているくらいでは、すぐには気がつかないことが多い。

31. 自分の話を聞いている相手が退屈しているときには、どのように話をすればいいのかわかっている。

32. 同時に2つ以上のことをするのは、かんたんである。

33. 電話で話をしているとき、自分が話しをするタイミングがわからないことがある。

34. 自分から進んで何かをすることは楽しい。

35. 冗談がわからないことがよくある。

36. 相手の顔を見れば、その人が考えていることや感じていることがわかる。

37. じゃまが入って何かを中断されても、すぐにそれまでやっていたことに戻ることができる。

38. 人と雑談のような社交的な会話をすることが得意だ。

39. 同じことを何度も繰り返していると、周囲の人からよく言われる。

40. 子どものころ、友達といっしょに、よく〝○○ごっこ〟（ごっこ遊び）をして遊んでいた。

41. 特定の種類のものについての（車について、鳥について、植物についてのような）情報を集めることが好きだ。

42. あること（もの）を、他の人がどのように感じるかを想像するのは苦手だ。

43. 自分がすることはどんなことでも慎重に計画するのが好きだ。

44. 社交的な場面（機会）は楽しい。

45. 他の人の考え（意図）を理解することは苦手だ。

46. 新しい場面（状況）に不安を感じる。

47. 初対面の人と会うことは楽しい。

48. 社交的である。

49. 人の誕生日をおぼえるのは苦手だ。

50. 子どもと〝〇〇ごっこ〟をして遊ぶのがとても得意だ。

【採点方法】

以下の設問は①か②を選んだ場合に1点

2 4 5 6 7 9 12 13 16 18 19 20 21 22 23 26 33 35 39 41 42 43 45 46

以下の設問は③か④を選んだ場合に1点

1 3 8 10 11 14 15 17 24 25 27 28 29 30 31 32 34 36 37 38 40 44 47 48 49 50

50〜36点

専門医に診断される症状の強さです。

35〜15点

グレーゾーンの発達障害である可能性があります。

14〜0点

特に問題はありません。

第2章

ようやく認知されはじめた発達障害

――真性からグレーゾーンまで

10人に1人が発達障害？

前章のチェックリストで、発達障害の傾向が強い、もしくはグレーゾーンの可能性があるという点数が出てしまった人も、きっと大勢いると思いますが、そのひとりひとりに僕は「君は何かにおいて特別な才能を持って生まれてきた、よかったね」と声をかけたいぐらいです。

後述しますが、自閉症スペクトラムという概念を生み出したローナ・ウィングは**「高名な芸術家や科学者には、アスペルガー症候群の特性がある」**と言いました。発達障害ゆえに高い知能を持ち、すばらしい業績を残す例があることは、過去を見ても枚挙にいとまがありません。

もちろん、診断のつきづらい軽めの症状とはいえ、グレーゾーンの発達障害を持つ人の生きづらさは真性の発達障害と同等。場合によっては、一般社会で職務をこなしながら症状と付き合っていかなくてはならないため、それ以上の苦労や困難を伴うこともあります。

発達障害の特徴がほぼすべて当てはまり、専門医から診断される〝真性〟の発達障害は、全体のごく一部にすぎません。実際は、グレーゾーンであるがゆえに教科書通りの症状が出なくて見過ごされている人、ＡＤＨＤ（注意欠陥・多動性障害）や学習障害などと併存しているために症状が分かりづらくなっている人、また、専門医の知識・経験不足などから診断されなかったグレーゾーンの人たちが大勢いると思われます。

実際に僕のところに相談に来る方々の６割は、診断基準には該当しないのですが、明らかに発達障害の症状が出ています。

２０１２年に文部科学省が行った調査では、全国の公立小・中学校の通常学級に在籍する生徒約５万４０００人のうち、発達障害の可能性があるのは６・５％という結果が出ました。推計で60万人、児童40人につき２、３人の割合です。

僕が子どもから大人まで含めてカウンセリングしてきた経験から言うと、アスペルガーは軽度なもので日本人の20人に１人ぐらい、軽度のＡＤＨＤなら10人に１人という具合です。ＡＤＨＤは、発達障害の程度としてはかなり軽度の障害です。だからこそ多いと言えます。

しかし、発達障害は近年になってやっと研究が進みはじめている分野なので、専門である精神科の医師の中には、発達障害のことを理解していない場合が少なくありません。

発達障害かもしれないと悩んで精神科に行った人が、抑うつ症や双極性障害といった二次障害だけを注視され、見当違いの診断で薬を処方されてしまうことも実は多いのです。

それだけではなく、発達障害という新しい概念を受け入れられず、治療スタイルを変えられないという精神科医もいます。脳の器質的障害や二次障害ゆえに出ていた症状を、さんざんほかの問題にしてきた医者は、それまで築いてきた権威を手放すのが惜しくて、保身に走ってしまっているのです。

少し内情に踏み込むと、発達障害に処方する薬は限られており、薬価も低めです。一方、うつや精神疾患だということになれば、高価な薬が処方し放題になる。そんな経営的心理が透けて見えるような精神科は、残念ながら数多く存在しています。

では、発達障害と診断されるまでに、どういう経緯をたどるのでしょうか。

発達障害の診断基準とは

まず、発達障害の専門機関を受診しなくてはいけないのですが、これが大きな〝難関〟です。

まだ数も少ないため、予約は数カ月〜半年以上、数年待ちということもザラです。今ある専門機関は、子どもの発達障害をメインにしているところが多く、大人が受診したいという場合はさらに困難です。

やっと受診できたとしても、結論がすぐに出るわけではありません。子どもであれば、聴力検査や脳画像検査、知能検査などを別の日に予約し、膨大な質問用紙への記入をし、子どもの身近にいる保育士や幼稚園・小学校の担任などに意見を聞いておかなくてはいけません。

大人の場合でも、複雑な検査をして、慎重に診断をするところがほとんどですが、一部の個人経営のクリニックでは、本人の話を聞いただけで、すぐに薬の処方などという3分診療ならぬ1分診療をしているようなところもあるようなので、気をつけたいところです。

発達障害の診断基準は、行動の評価です。アスペルガー症候群や高機能自閉症などの自閉症スペクトラムの場合、「対人、社会性の問題」「コミュニケーションの異質さ」「行動の柔軟性欠如（想像力の欠如）」などが、半年以上続いているかどうかを診ます。

なぜ行動を基準にするかというと、発達障害についての原因がまだ明らかになっていないため、目に見える行動、行為から診断しているのです。

ここにも問題があり、診断基準は、「真性の発達障害か」「典型的な症状が強く出ているか」であり、アスペルガーとADHDを併発している、または二次障害が複数出ている場合などは、障害を見えにくくさせるため、診断に時間がかかる、もしくは診断がつかないというのが現状です。

発達障害の研究の歴史はまだ浅いと前章で述べましたが、自閉症についての最初の報告は、1943年、アメリカのジョンズ・ホプキンス大学の精神科医レオ・カナー教授の「情緒的接触の自閉的障害」という論文でした。詳細な自閉症の子どもの症例が11例記されており、自閉症のマニュアルとして現在も高く評価されています。

翌年の1944年には、オーストリアの小児科医ハンス・アスペルガーが、自閉的精神病質のある4人の男児には、教育に対する困難さと集団不適応が見られるとしました。アスペルガーは、この4人には人格障害があるが、治療教育によって集団に適応できるという考え方を示し、この考えは現在の療育に通じる基礎として活用されています。

「自閉症の特性は、程度の差はあっても障害者から健常者まで連続的に存在する」という、現在も支持される**「自閉症スペクトラム障害」**の概念を提唱したのは、1981年に発表されたイギリスの臨床研究者のローナ・ウィングの「アスペルガー症候群：臨床的観点」という論文でした。

この論文でウィングは、アスペルガーの論文に出てきた子どもたちは人格障害ではなく、カナーの示した自閉的障害であると解釈し直しています。

ウィングは、自閉症とその近縁にある発達障害を広汎性発達障害としてくるという考え方を覆し、障害は集合体ではなく、**連続体（スペクトラム）**と理解するほうが現実に合っているとして、「自閉症スペクトラム障害」という概念を提示しました。

この考え方が支持され、２０１３年に改訂されたアメリカ精神医学会の新診断基準（ＤＳＭ－５）で採用されました。これまで広汎性発達障害に含まれていた自閉症、アスペルガー症候群、非定型自閉症、小児期崩壊性障害、レット症候群という診断名は、まとめて自閉症スペクトラムになり、単一の障害として捉え直されたのです。

ただし、日本の診断基準は２０１７年２月現在まだ改定されておらず、アスペルガー症候群、高機能自閉症という用語は、当面使用されるという状況です。

わかりにくい発達障害の種類と特徴

主な発達障害には、ＡＳＤ（アスペルガー症候群、高機能自閉症）、ＡＤＨＤ（注意欠陥・多動性障害）のほかに、ＬＤ（学習障害）、発達性協調運動障害、トゥレット症候群があります。これらは、それぞれ障害または疾患として認知されています。

発達障害の研究の歴史はまだ浅い

1943年	自閉症についての**最初の報告**（米国の精神科医レオ・カナーによる論文「情緒的接触の自閉的障害」）
1944年	「自閉的精神病質のある4人の男児に、教育の困難さと集団不適応が見られるが、治療教育によって集団に適応できる」（オーストリアの小児科医ハンス・アスペルガーによる報告） →**現在の発達障害の療育に通じる基礎**となった
1981年	自閉症スペクトラムの概念を提唱（イギリスの臨床研究者ローナ・ウィングによる論文「アスペルガー症候群：臨床的観点」） →「**自閉症スペクトラム障害**」の概念を提唱
2013年	アメリカ精神医学界の新診断基準（DSM−5）でウィングの考え方を採用。**広汎性発達障害（自閉症、アスペルガー症候群、非定型自閉症ほか）でくくられていたさまざまな障害を、単一の障害「自閉症スペクトラム」として捉え直す**

（注）2016年現在、日本の診断基準は改定されていない
→アスペルガー症候群、高機能自閉症という用語は当面残る。

ここで言う発達障害とは、普通の生活を営めるけれども、身体的、精神的に不自由さを抱えている、知的障害を含まない人たちを指しています。

※知的障害の診断は、知能指数（ＩＱ）70以下で、なおかつ生活などへの適応機能を評価され、「軽度」「中度」「重度」「最重度」の４つの等級に分類されます。

発達障害を持っている人の場合、症状には濃淡があり、さらにいくつかの症状が併存していることがあります。アスペルガーにＡＤＨＤ、学習障害を持っているということも往々にしてありうるのです。

発達障害の各症状はどういったものがあるのか、それぞれ説明しておきましょう。自分がどんな症状を持っているのかを知っておくことは、それだけで生きやすさを実現する武器になります。

■ＡＳＤ（自閉症スペクトラム＝アスペルガー症候群、高機能自閉症）

アスペルガーと高機能自閉症は、現在、自閉症スペクトラムとして、ひとくくりに診断されることも多くなってきました。研究者によっては、アスペルガーと高機能自閉症は異なるとする意見もありますが、ローナ・ウィングは、少なくと

発達障害の概念

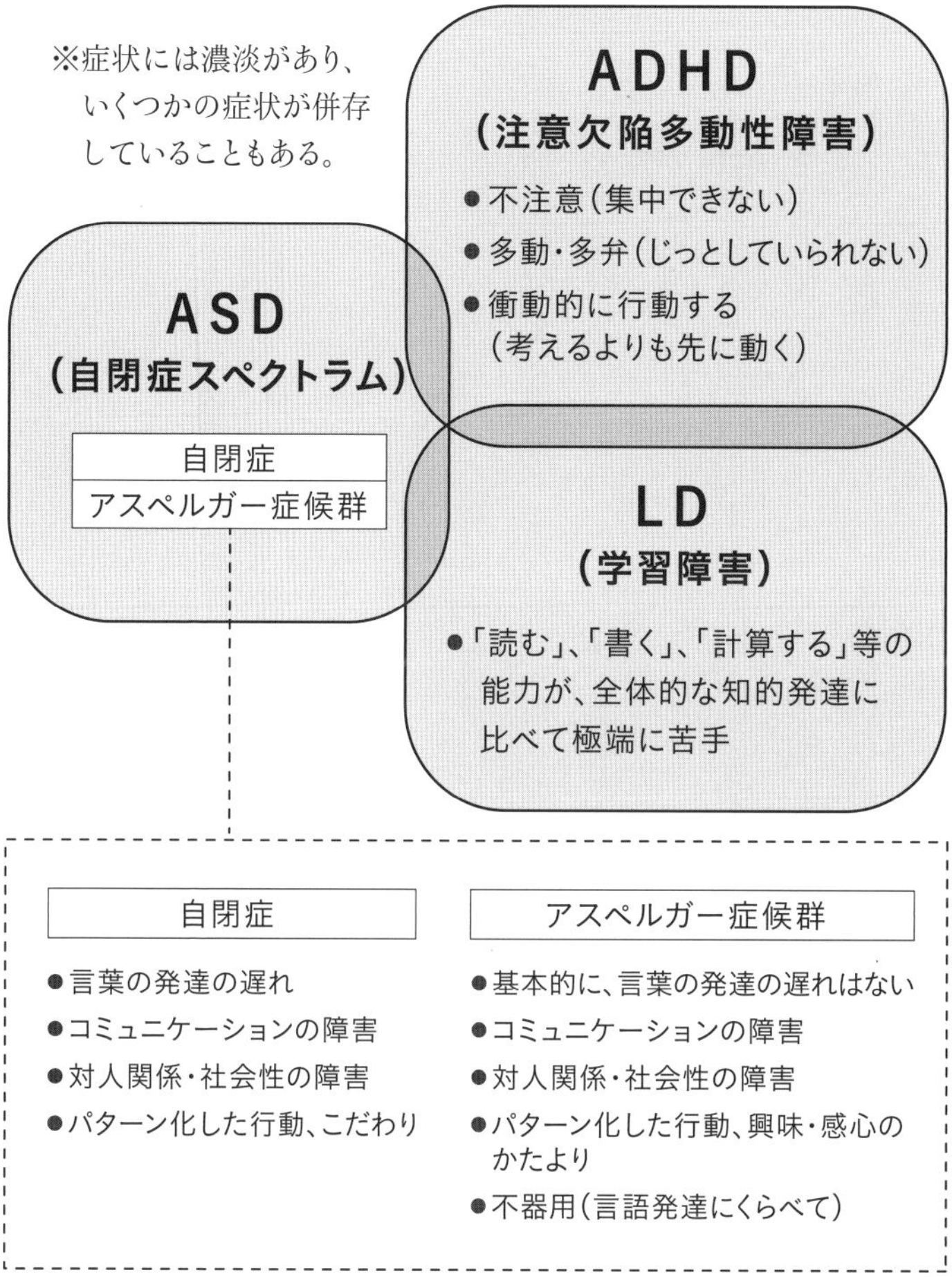
※症状には濃淡があり、
いくつかの症状が併存
していることもある。
ADHD
(注意欠陥多動性障害)
●不注意(集中できない)
●多動・多弁(じっとしていられない)
●衝動的に行動する
(考えるよりも先に動く)
ASD
(自閉症スペクトラム)
自閉症
アスペルガー症候群
LD
(学習障害)
●「読む」、「書く」、「計算する」等の
能力が、全体的な知的発達に
比べて極端に苦手
自閉症
●言葉の発達の遅れ
●コミュニケーションの障害
●対人関係・社会性の障害
●パターン化した行動、こだわり
アスペルガー症候群
●基本的に、言葉の発達の遅れはない
●コミュニケーションの障害
●対人関係・社会性の障害
●パターン化した行動、興味・感心の
かたより
●不器用(言語発達にくらべて)

政府広報オンラインなどを参考に作成

も臨床的には区別する必要はないとしています。

主な症状を大まかに記すと**「コミュニケーション不全」「対人関係不全」「限定された興味、執着」**ということになります。

ここではアスペルガーの3タイプを紹介しますが、高機能自閉症もほとんど同じ傾向が当てはまります。日本人に一番多いのは受動型で、次に多いのは孤立型。そして積極奇異型は、日本ではほとんど見られないタイプです。

【受動型】

人に自分から話しかけたり、近づくことは決してないのですが、人が近づいてきたり、何か頼まれ事をされたときなどは、誠心誠意その人のために尽くすことができます。メールやラインも自分からはしませんが、相手からの発信にはきちんとした返事を返せます。

ひとりの時間を必要としていますが、他人の目が気になるため、無理をして集団に合わせようとしてしまうことも多い人。空気が読めないのに周囲を気にしすぎて常に緊張しています。やさしい、人がいい、真面目だという印象を持たれがちです。

周囲に過剰適応しようとすることがあり、うつや睡眠障害などの二次障害を持つ人が多いことも特徴のひとつです。

【孤立型】

他人のことに関心がないタイプです。受動型と違い、何か誘いを受けても、応じようとしません。ひとりでできる仕事を好み、用事以外であまり話をしないという特徴があり、子どもの頃から変化がないと言えます。

興味の対象が極限的で、「子ども時代には好きなサッカーの選手をすべて覚えてしまった」というようなエピソードを持つ人は、孤立型である場合が多いでしょう。しかし、対人スキルや社会性は低いですが、正義感は強い傾向にあります。コミュニケーション能力や情緒に著しい不全を抱えることが多いので、必要なときに自分の要求を他人に伝えることが難しい傾向があります。

【積極奇異型】

落ち着きがなく、テンションがいつも高いのが積極奇異型です。行動がＡＤＨＤに似ているので間違われることもあります。感情のコントロールが苦手で、想定外の出来事が起こると大声をあげたりします。怒ったり笑ったりと感情の変化が激しく、空気を読めないと周囲に見られています。

自己顕示欲が強く、世界は自分を中心に回っていると思っていて、楽しければそれで幸せ、他人の目を気にすることもありません。そのため、受動型や孤立型に比べて悩むことが非常に少なく、周囲の迷惑を考えなければ一番生きやすいタイプと言えます。

■ADHD（注意欠陥・多動性障害）

ADHDは、Attention Deficit Hyperactivity Disorder の略で、不注意、多動性、衝動性の3つの症状がある発達障害です。発達障害の中でも、比較的軽度の症状を主とするため、そう診断される人も、グレーゾーンの人も多いのが特徴です。

子ども時代には診断がつかず、大人になってから診断されるケースもよくあり、実際に僕のところにも同様の相談があります。

ADHDには大きく分けて「多動・衝動性優勢型」「不注意優勢型」と、このふたつが混じり合った「混合型」があります。

【多動・衝動性優勢型】

文字通り、やたら落ち着きがないのがこのタイプ。例えば学校のクラスでは、常にイスの上で動いている人で、「落ち着きなさい」と言ったそばからピョンピョン動いてしまうという行動が見られます。

向こう見ずの言動も多く、川の向こうに渡りたいと思ったら、脚力や川の幅など何も考えずに飛ぼうとして落ちてしまったり、車がひっきりなしに通っている大通りにボールを取りに走り出してしまうなど、子ども時代は危険と隣り合わせの行動を取ることもしばしばあります。

決まった作業、片付けが苦手で短気なところがありますが、発想力、行動力には目を見張るものがあり、人と話すことも得意です。

【不注意優勢型（ADD）】

一見、ボーッとしているように見られ、よく言えばゆったりとしている、悪く言えばトロいという特徴があります。不注意優勢型は女性に多く、ミステリアスな雰囲気を持ち、体が弱いけれど美肌というアンバランスさが魅力に映ることも。美意識、芸術性が高い傾向があり、アーティスティックな職業に就く人もいます。

責任感が強く、真面目にもかかわらず、凡ミス、物忘れ、落とし物などのイージーミスが非常に多く、多動・衝動性優勢型同様、事故やケガを頻発させてしまいます。

【混合型】

多動・衝動性優勢型と不注意優勢型の症状が併存し、人によってどの症状が強く出るかがまったく異なるのが混合型です。ＡＤＨＤの中で最も多く見られ、じっとしていられない、順番やルールを守れない、言いたいことが言えないなど、子どもの頃から症状が出はじめます。

■ＬＤ（学習障害）

学習障害とは、知的発達に遅れはないのですが、聞く、話す、読む、書く、計算する、推論するという能力のうち、いずれか、または複数の要素に対して困難が生じる症状をいいます。

タイプは「ディスレクシア（読字障害）」「ディスグラフィア（書字表出障害）」「ディスカリキュリア（算数障害）」という3つに分けられます。困難さを伴う能力以外には問題が見られない場合も多く、発達障害の中でも判断が難しい種類の症状です。たいていは、アスペルガーやADHDなどと併存して現れることの多い障害です。

【ディスレクシア】

教科書の音読で、順を追って読むことができない、行を飛ばして読んでしまう、見た文字を声に出して表現することが困難な症状があります。ひらがなやカタカナは理解していても、漢字になると理解できない、または逆の場合もあります。

【ディスグラフィア】

自分では文字を正確に書いているつもりでも、漢字であれば部首が違ってしまったり、ひらがなの細かい部分を間違えてしまいます。文字の大きさを揃えて書けず、鏡文字のようになってしまったり、漢字もあまり覚えられないなどの症状が見られます。

【ディスカリキュリア】

数字や算数記号を理解しにくいという特徴があるのがディスカリキュリアです。程度の差はありますが、平方メートルで表されても大きさが想像できない、距離が数字ではつかめない、簡単な計算式もできないという傾向があります。普段の買い物でも、５％割引がいくらになるのか、瞬時に計算できなくて困ることも。

■発達性協調運動障害

走る、ジャンプするという全身運動や、字を書く、はさみを使うなどの手先の運動、スキップ、ボールを投げるなどの組み合わせ運動が困難な症状をいいます。時間がかかりますが、運動機能については習得していくことが可能で、大人になるとほとんど分からなくなる場合が多いようです。

「はいはいがしづらかった」「ボタンを留められない」「ファスナーを上げられない」など、幼児期から不器用エピソードがあることが多く、また、アスペルガーやＡＤＨＤとの併存も高い確率で見られます。

■トゥレット症候群

ＡＤＨＤや学習障害などと併発することが多いトゥレット症候群は、頻繁にチック症状が出ることが大きな特徴です。チックとは、体の一部において、突発的に起こる不規則な動作のことで、速い動きや発声を繰り返す障害をいいます。まばたきを繰り返すなどの運動チック、鼻すすりや咳払いなどの音を出す音声チックが慢性化する症状で、ときに怒り発作という制御不能な怒りを周囲にぶつけてしまうこともあり、反社会的行動を伴うことが本人には自覚できるため、対人恐怖につながることも多々あります。

セロトニン機能が弱い日本人

発達障害は、脳の器質的障害が原因です。人とうまく付き合えないのは、**本人の努力不足のせいではありません**。脳の器質的障害とは、平たく言えば、生まれつき脳のどこかに傷を負っているということです。

脳内のどの部分に障害があるかは、現代の科学では詳しく特定できませんが、さまざまなホルモンの働きをコントロールする下垂体の体積増大、左右の大脳をつなぐ神経の束である脳梁の体積が減少するなどの現象が研究により明らかになっています。また、アスペルガーは、脳の神経系が異常に増えすぎているという説もあります。

そもそも、**発達障害の症状は、異質なものでも特別なものでもありません。**必ずだれもが持っているもので、その人の性格として他人に捉えられるものです。それがあまりにも度合いが強すぎる、あまりにも種類が多すぎるということになると、発達障害と認識される、もしくは判断されることになるのです。

生まれつき心臓が弱い、腎臓が悪いということと同じで、パーフェクトな健康体という人がひとりもいないように、みんなどこかしらそういう特徴を持っています。体のどこにも、ひとつの傷も持たない人はいないということです。**定型発達といわれる人でも、脳に傷がない人はいません。**

脳では、視覚、聴覚や運動、記憶などをつかさどる部位が神経ネットワークでつながって物事を判断しています。発達障害は、脳の各部位の機能や神経伝達回路がうまく働かない状態となっていて、それが感情や不器用などの身体面に影響を及ぼします。

発達障害では、意識をコントロールしている前頭葉の萎縮、記憶に関係している海馬《かいば》の縮小などが見られ、脳の中心部近くに位置し、喜怒哀楽の感情を生み出す扁桃体《へんとうたい》が常に過覚醒を起こしていることも報告されています。

過覚醒とは、扁桃体が不快であると判断している状態を指し、この刺激はさまざまなホルモンを分泌する副腎に伝わり、ストレスホルモンであるコルチゾールを分泌させます。

コルチゾールは血圧や血糖値を上げ、食欲を抑制させる働きを持ちます。この反応は原始時代の名残で、人間が危機に直面したときには「戦うか逃げるか」という選択を迫られていたためで、要は体が臨戦態勢になるということです。

扁桃体の過覚醒が起こり続けると、コルチゾールが出続け、やる気や意欲を湧かせるホルモンであるノルアドレナリンも過剰に放出されます。ノルアドレナリンは生産速度に限界があるので枯渇することになり、意欲がなく無気力な状態をつくりだします。

さらに、生体リズムを整え、精神を安定させるセロトニンホルモンを抑制してしまうので、安心感を得られなくなって不安が増大し、焦燥感にかられて精神的に疲弊してしまうのです。

血液中のコルチゾールの濃度が慢性的に高く、セロトニンが少ない状態は、うつ病にも共通しています。

セロトニンが常に少ない状態であることもそうですが、さらに日本人はセロトニントランスポーター遺伝子が短く、機能が低いS型を持つ人の割合が高いことが分かっています。

S型のセロトニンは、不安やストレスを感じやすくさせ、プレッシャーにも弱く、神経症的な傾向を生みます。逆にL型はセロトニンの産出と受け取りの働きが強く、ポジティブで自己肯定感が高い傾向があります。

日本人のおもてなし精神の正体

現在、**真性アスペルガーは日本人の90〜100人に1人、40〜50人に1人はグレーゾーンのアスペルガーだといわれています。**これは世界的に見ても高い数字で、アスペルガーと診断が出ている数は、その他先進国が約1％のところ、日本では2〜2・5％という多さです。その中でも大多数を占めるのが、受動型と孤立型です。

S型が多いことがアスペルガーの割合の多さと関連しているのか否かは、今後の研究結果を待つ必要がありますが、日本人はたしかに神経症的な要素が強いところがあります。

電車が数分遅れただけで、謝罪のアナウンスをひっきりなしに流す鉄道会社。まず、電車が数分の遅れもなしに時間通りに発着していること自体が、世界から見ればそうとう奇異に映るでしょう。

日本は物質的に恵まれており、世界で有数の経済大国です。にもかかわらず、年間2万数千人もの自殺者が出る。未来に絶望感を持ちやすいのです。

逆にL型が大半を占めるのがアメリカです。アメリカ人はホームレスになっても「なんとかなるさ」と思っていて、自分はだれよりも優秀だと考えている。欧米人には少なからずこのL型が多いという傾向があるそうです。

知人がニュージーランドに銀行口座を持っていますが、よく数字を間違えるので気が抜けません。この前はゼロがひとつ足りない、つまり1桁少なくなっていて、あわてて国際電話をしたら、「オーケー、サンキュー」と返されたといいます。日本だったら、まずこんな間違いはしないでしょうし、同じことが起きたら支店長が飛んでくるレベルです。

おもてなしの精神は外国人受けがよく、日本人の美徳といわれていますが、これも、セロトニンが弱く、自尊心が低いからだといえます。自尊心が低いと傷つきやすい。傷つきやすいということは、自分が丁寧に扱われないと不快に思いやすい。それによって接客に高度な内容を求めるようになっていく。また、接客側も、自分が満足できるレベルまで神経質に細かいサービスを追求してしまう。これが日本人のおもてなし精神の正体なのです。

日本人とアメリカ人の水と油という気質の違いは、セロトニンの強弱からも窺《うかが》えるのかもしれません。

知っておきたい二次障害のさまざまな症状

発達障害は、そのものの症状のつらさもありますが、幼少時から障害を見過ごされてきた結果、成長する過程で二次障害を併発することが非常に多く、しかも、おおむね二次障害の症状の方が強く出てしまうため、発達障害の発見を遅らせてしまっているのが現状です。もともと脳の器質的障害が原因という点で、うつなどの精神疾患と同じような症状が出るということも、発見しづらくさせている理由です。

二次障害は、発達障害の本来の症状ではなく、本来は防ぐことができた症状で、周囲の対応が不適切なために発症したものです。

発達障害がもとにある精神疾患なのかどうかの見極めは専門医でも難しいのですが、うつや精神疾患と診断されているのに、薬の効きが悪い、なぜか説明されている病気ではないような気がするという場合は、発達障害が隠れている可能性があります。

よくある二次障害には精神疾患から、睡眠障害、情緒障害などさまざまですが、ここでは比較的よく併発するものを挙げていきます。

■統合失調症

幻覚、妄想、自閉などの症状が現れ、被害妄想などを引き起こします。幻聴の例だと、だれもいないのに正体不明の人の声が聞こえてきて批判されたり、監視しているという内容が主です。周りの人が自分を襲いにやってくる、公安が自分を尾行しているなど、被害妄想があったり、世界中が自分のすばらしさにひれ伏すというような誇大妄想もあります。

発達障害との合併は多く見られ、抗精神病薬をきちんと内服していてもストレスですぐに再発する、もしくは内服してもまったく効果が出ないという傾向がある場合もあります。

■双極性障害

うつ状態に加えて、激しい躁《そう》状態となるのが双極Ⅰ型障害で、うつ状態でありながら軽躁状態が起こるのが双極Ⅱ型障害です。ハイテンションと憂うつな気分が交互、もしくは同時に起こります。

これは多動・衝動性優勢型のＡＤＨＤの症状とも似ていて、相関性も強いことから、併発しているのか、発達障害の症状なのか見分けづらく、双極性障害だと思って投薬治療したらぜんぜん効かなかったというケースもあります。

■抑うつ

不眠症、食欲低下、意欲減退、集中力がなくなったという症状が出るうつは、自分の興味があること以外は楽しめない、やる気が出ず仕事を先送りしてしまうという発達障害と、とても似ています。うつ病と違うところは、一概には言えませんが、抗うつ剤が効かない、2、3日で抑うつ症状が変わるというところです。もちろん、併発している場合も多々あるので、これも判別が難しいと言えます。

■依存症、アダルトチルドレン

アルコール依存症の親、親の過保護または過干渉、子ども時代の虐待、宗教の狂信者となった親などの機能不全家庭で育った子どもは、自分の欲求や意思を表に出すことができずに育ち、愛情や教育を十分に受けなかったため、社会にうまくなじめず、人付き合いの仕方が分からず衝突してしまうこともあります。

恋愛、アルコール、ギャンブル、セックスなど何かに依存することが多く、暴力や自傷行為などの問題行動、脱毛症、過呼吸、ヒステリーなどの症状が出ることもあります。

30代でアルコール性肝硬変になるほどの飲酒、何度も逮捕されるほどの薬物依存症患者など、度が過ぎる依存性を持っている場合、発達障害の二次障害である可能性があります。カウンセリングやグリーフケア（悲嘆ケア）が有効という臨床例もあるようです。

そのほかにも、寝付けない、途中で目が覚めてしまうという睡眠の質の低さ、昼と夜が逆転してしまう睡眠リズムの乱れという睡眠障害や、感情の揺れが激しく自分で抑制が利かなくなって人間関係や社会生活に支障をきたしてしまう情緒障害なども、二次障害として挙げられます。

もしも本書を読んでいる人が、うつや統合失調症と診断されていて、治療しているのに一向によくならず、つらい状態が続いているようであれば、発達障害の可能性を疑ってみるべきなのかもしれません。

「発達障害かもしれない」とカウンセリングに訪れた人でも、これら精神疾患などの二次障害を発見した場合は、相談よりもまずは病院に行くことをすすめています。頭から血が出るほどの大ケガをしたら、すぐに病院に行きますよね？　これと一緒で、まずは生活に支障が出ている症状を治していくことが第一となります。

自閉症からアスペルガーに突然の〝変身〟

僕が真性のアスペルガー、〝どアスペ〟であることは、第1章で伝えた通りです。僕のところには、前著『隠れアスペルガーという才能』(ベスト新書)を読んだ、〝もしかしてアスペルガー〟や、すでにアスペルガーと診断された人、ADHDなど発達障害の人が大勢訪れます。その人たちによく聞かれるのが、なぜ医師以上に発達障害について詳しく知っているのかということです。

それは、僕自身が自閉症から真性のアスペルガーに〝変身〟し、精神的にも肉体的にも、どん底を味わった経験があったからにほかなりません。

僕の両親は、僕が3歳のときに泣き方や周囲への反応がおかしいことに気づき、病院に連れて行きました。

そして、知能検査をして出された診断は、知的障害でした。

実際には中機能型自閉症だったのですが、当時の日本ではまだ自閉症について知られておらず、そう診断されたのだと思います。

両親は、偏見を恐れて診断を隠し、幼稚園の普通級に僕を入れました。そこでは毎日毎時間のようにパニックを起こし、水を飲み続けたり、部屋の隅っこで泣き叫んでいたり、クラスの子どもを突き飛ばして問題になったりしていました。

特別支援学級を紹介するという幼稚園の先生の話を両親は断り、僕は小学校も普通級に通うことになりました。

そこから小学4年生のある日まで、僕は毎朝、極度の恐怖と緊張で体の震えが止まらず、半狂乱になって学校に行きたくないと泣き叫びました。やっと家を出ても、学校に行くまでが大変です。

学校への道順は、自分の中で絶対のルールがあります。同じ道を決まった歩幅で、スピードを一定にして歩かねばならず、決まった路地では、決まった足から踏み出さなければいけませんでした。これは**強い自閉症に見られる症状で、違う行動を少しでもしてしまったら、深い絶望感に襲われ、まるで死んでしまうかのような気持ちになります。**

赤信号でもかまわず進まなければダメなので、車が行き交う道路に平気で出て行ってしまう。それを「危ないわよ」なんてどこかのおばさんに呼び止められようものなら、そこでパニックがはじまり、叫び声をあげます。

学校では、クラスメイトの騒がしさに恐怖を感じ、だれかに話しかけられただけでパニックを起こし、授業中に黒板のチョークの文字が襲いかかってくるのを感じ、いきなり「ギャー!」と叫ぶ。

テレビが怖くて、戦争のニュースを見たときには恐ろしさに失禁してしまいます。電話が鳴るだけで恐怖を感じ、パニックを起こす。テレビの映像は、寝ていても悪夢となって襲ってきました。

それが小学4年生のある日、自転車に乗って事故を起こし、バスに頭を4回打ちつけ、はね飛ばされました。もちろん、体中がものすごく痛かったことをはっきりと覚えています。

しかし、病院に運ばれ、CT検査を受けましたが、なぜか脳に異常は見られませんでした。その後、退院した僕はまったくの別人になっていたのです。

学校に行く道順もこだわりがなくなり、教室に入ったらクラスメイトに「おはよう」と挨拶して、ランドセルから荷物を出して机にしまう。クラスメイトたちは、あまりの変わりように唖然とするばかり。授業も普通に受けられるようになっていました。

僕は、事故で頭を打って、知的障害が軽減したという、きわめて希《まれ》なケースのようでした。家族とも普通に会話できるようになり、両親はとても喜んでいました。しかし、僕はこのときから、自閉症の代わりに強いアスペルガーに変身していました。しかも、日本人には一番数が少ないといわれる積極奇異型のアスペルガーとなっていたのです。

中学生になった僕は、成績はよかったものの、通知表のコメント欄に「授業中、突然立ち上がって廊下を走りながら、世界は俺を中心に回っている！　と叫ぶのはやめてください」「校内放送を乗っ取って、勝手に演説するのをやめてくださ い」と書かれるほど、校内一の問題児となりました。

まさに積極奇異型の名の通り、自己中でＫＹな行動を繰り返していましたが、中学の後半になると、今度は内向型のアスペルガーに急変しました。これは糖質を摂りすぎたために起こる糖代謝の異常、基礎代謝の低迷などが原因だったようです。

身内だった父には反抗ばかりしており、父もそんな僕が許せなかったようで、お互い骨折をするほどの大ゲンカを何度もしました。父との関係は悪化するだけ悪化していき、19歳のとき、とうとう僕は勘当を言い渡されました。

そして、仕事もないまま家を出て、野宿、ネットカフェや知り合いの家を転々としながら、そのうち安く家を借りました。そこで定職に就くこともなく、ニート生活を4年間続けました。

人生を変えた肉体改造

この4年の間、ほとんど何もせずに300万円あった貯金を食いつぶして過ごしました。その頃の僕は、スピリチュアル系に深く傾倒し、精神が物理を支配していると信じ、自分が考えた思想や想念はすべて正しいと思い込んでいました。

働かない、ではなくて働けないということを都合よく正当化して、働いたら負けだと思っていました。

実際に高校の頃には、なんと10回もいろいろなアルバイトをクビになってきた僕です。一般的な仕事ができないことは痛感していました。

〝どアスペ〟の僕は、普通の人が当たり前にできることがうまくできません。最初にバイトしたコンビニでは、100個発注するはずの商品を、なぜか2000個発注してしまう。缶コーヒーを並べるところにコーラを置いてしまい、レジに立つとおつりが合わなくなる。当然すぐにクビでした。

土木工事では、転圧機で道路を固めているときに危うく人を轢《ひ》きそうになりました。しかも同じことを何度も繰り返したのでクビ。

牛丼店では、調理、接客があまりにもスピーディに行われるのについていけずにクビ。スーパーの精肉店では、僕に対する店長の言い方があまりにもひどかったので、言い合いになり、そばにあった豚のバラ肉を投げつけ、出入り禁止に。

こんな経験から、外で働く気にはならず、ひとりで瞑想《めいそう》をして過ごし、眠くなるまで起きていて、自然に目が覚めるまで起き出さず、食事は玄米菜食のみで、動物性たんぱく質はいっさい摂りませんでした。

当然、栄養の偏りと運動不足から情緒はいつも不安定で、だるさが全身を覆い、体調はいつも最悪でした。

そんなときに、ふと思い出したのがどこかで聞いた「結果は1ミリの狂いもなく途中経過を評価するもの」というフレーズでした。

これに当てはめれば、今まで僕が実践してきた途中経過は、常に不安定な精神状態を引き起こし、仕事もロクにせず、何者にもなっていない自分に、結果として1ミリの狂いもなく跳ね返ってきている。自分が信じてきたことは、対処の仕方としては間違っていると気づいたのです。

自分のやってきたことを洗い出していると、前にバイトしていた整体院の先生の話とまったく逆のことをやっていたことにも気づきました。先生は整体の技術のほかに、健康に対する見識もよく語ってくれました。そのときは、スピリチュアルに傾倒していたので、先生の言うことをまったく聞いていませんでしたが、逆のことをやってきて今の不調があるなら、先生の言う通りにしてみようと思ったのです。

菜食主義だった僕には抵抗がありましたが、まずはやってみようと肉を食べ、サプリメントで栄養を補い、ウォーキングなど運動をはじめました。

すると、たった1カ月で心身の不調をほとんど感じなくなったのです！

この劇的な変化で、肉体的アプローチは有効だという確信を持ち、そこから関連する専門書や論文を読み漁り、肉体の強化が情緒の安定と自己肯定につながる、という理論を導き出しました。

そうとなれば話は早く、アスペルガーの特徴である強力な意思力で自らが決めた肉体改善プログラムを実行に移していき、規則性にこだわる特徴を活かして習慣化することに成功。

同じことを繰り返すのは、アスペルガーにとってはむしろ快楽という特性をうまく使い、プラスとなる生活習慣を次々と実践していきました。

不器用で、行動力も学習能力も高くないアスペルガーな僕が社会復帰できたのは、アスペルガーだからこそ為し得た、生活習慣の劇的な改善によるものであったことは間違いがありません。

そして、このときに自分自身を改造するうえで得た知識と体験をもとに、発達障害やそのほか人生で悩んでいる人へのカウンセリングを仕事にしていくことができたのです。

防衛本能にただ従ってしまうという怖さ

中・高校生のときはともかく、19歳のときに家を追い出され、ニート生活をしていた僕は、前述した通り、寝たいときに寝て起きたいときに起き、運動はいっさいせず、瞑想と呼吸法だけに時間を費やす毎日を過ごしました。

そのときの僕はいわば精神至上主義者で、「体の感覚にまかせる」ことを最重要視していました。

しかし、〝崇高な思想〟を追及していたはずでしたが、現実は一向に思想など身についてきませんでした。体はいつも鉛のように重く、四六時中、疲労感が僕を支配し、思うように動けないときもありました。理由のない恐怖や不安が急に襲ってきて、精神的にもボロボロ、いつも抑うつ状態にあったのです。

僕が従っていた「体の感覚」とは、いったい何だったのでしょうか。いろいろな文献を読み込むうちに、体の感覚には大きく分けて2つあることが分かったのです。

ひとつは、**「純粋で高度な直感」**です。これは、何かの難しい問題を、論理的な思考や資料を通さずに正しい答えを導き出せる能力ということです。残念ながら、エスパーでもない限り、直感だけで常に正しい答えを出す人はまずいません。

体の感覚と言うとき、僕たちはこの高度な直感ではなく、もうひとつの感覚である**「防衛本能」**に従っているのです。

防衛本能の働きには、肉体の損傷、自尊心の損傷から自分を守ること、そして飢餓を回避するという3つがあります。

防衛本能は、人間が生きていくうえでとても重要な本能ですが、本能ゆえに、人間の基本的生活や生命活動の維持を無視した、とんでもない判断をすることがあります。

たとえば、飢餓を回避するために、防衛本能はなるべく運動をさせないようにします。運動すればカロリー消費が起きてエネルギー不足を招くからです。そして、カロリーをたくさん維持しなくてはならないため、なるべく太らせようとします。太るには消化の手間も少ない炭水化物ばかりを摂るほうが効率がいいと、嗜好《しこう》を炭水化物好きに変えていきます。

しかし、運動をせず、炭水化物ばかり食べていたらどうなるでしょうか。栄養不足に陥ることは間違いないですし、発達障害の場合、低血糖症になりやすく、ただでさえ少ないセロトニンの大幅な不足も招きます。

防衛本能に従えば、記憶することも避けるようになります。人間の脳は、全体重の1・5〜2％ほどの重量ですが、カロリー消費は全臓器の中でも高く、約20％も消費します。この中で最もカロリーを使う働きが記憶なのです。

学生時代、運動してもさほどお腹が空かないのに、漢字や英単語の書き取りをしただけで、お腹がペコペコという経験を一度はしたと思います。これも、記憶するためにカロリーを大量消費しているからです。

これが防衛本能に従って、記憶することを回避するようになったらどうなるでしょうか。脳は、使っていればいつまでも成長しますが、使わなければどんどん萎縮していってしまいます。認知症やアルツハイマーの原因のひとつとして、この脳萎縮が挙げられていますが、記憶という脳にとって最大の働きをしなければ、当然、脳は老化していきます。体の感覚に従っていると、人生が破綻するという事態が起こってしまうのです。

記憶は、人間の創造力の源でもあります。創造力には、「無」から「有」へというパターンと、「有」から新結合を起こして「変」にするという2パターンがあります。

無から有への創造は理想ですが、残念ながら人間にはほぼ不可能です。考えてみてください。本を読まない小説家はいるでしょうか。物理学の方程式を知らない物理学者がいるでしょうか。音楽を聴かない作曲家はいますか。

創造とは、すでにある記憶を結合し直して、別のものに変えていくということが前提です。科学技術はその典型で、蒸気機関車からいきなりiPhoneができたわけではありません。iPhoneは今までの記憶の積み重ね、知識の蓄積によってできあがったものです。

黒澤明監督は、「いい映画を作るにはどうしたらいいんですか」というインタビューに応えて、「簡単だよ。たくさん映画を観て、自分がいいなと思った場面を覚えておいて、それを今度作る映画の脚本に合わせて変えて入れるんだよ。それで映画ができる」と言ったそうですが、これこそまさに記憶の積み重ねです。

記憶を人間が使うことによって、創造が生まれ、発展していく。これを防衛本能に従って放棄していれば、人間は未だに原始人のままだったでしょう。

僕はスピリチュアルヒーラーとしても活動していますから、スピリチュアルに傾倒することがいけないとは言いませんが、彼らがよく言う「体の感覚に従う」と、生きるうえで支障が出てくることは間違いないでしょう。

発達障害であるならなおさら、体の感覚に従うと、症状を悪化させてしまう恐れがあります。僕のところに来た人には、肉体改造をして、症状が落ち着いて、生活が安定してから、スピリチュアルは趣味としてほどほどにやるように約束してもらいます。これは、スピリチュアルだけを信奉して、どん底を経験した僕からの警句でもあります。

第3章

発達障害と向き合う

――特有の症状は軽減できる

子ども時代に見られる症状

第1章でも説明した通り、発達障害は生まれつきの脳の器質的障害が原因です。その症状は、乳幼児の頃から現れます。

◉首がすわり、子どもを抱っこしようとすると反り返って抱きづらい。
◉2歳を過ぎても、公園などでほかの子どもに興味を示さず、ひとりで遊んでばかりいる。
◉言葉を出しはじめたばかりなのに、目につく数字をすべて読み上げることができる。

これらは、発達障害の子どもの症例の一部です。反り返りは機嫌の悪いときなどに赤ちゃんがする行動ですが、同じことが何度もある、母親に対しても反り返りが多い場合は、感覚過敏が関係していることがあります。

ほかの子どもに興味を持つ2歳を過ぎても、友達をつくろうとしない、おもちゃでしか遊ばないという傾向が強い場合は、社会性の欠如を抱えている場合があります。

教えてもいないのに、幼児の頃から数字が読めるのは、脳の発達の偏りにより、読む能力が突出している可能性があります。これも発達障害の症状のひとつで、脳の一部分が異常に発達している例が確認されています。

知的障害を伴わないアスペルガーや高機能自閉症、さらに、診断のつかないグレーゾーンの発達障害は、早期に気づくことが難しく、成長してからやっと発見されるということも多々あります。

では、当人はいつ、自分がほかの子と違うと認識しはじめるのでしょうか。

幼稚園児でも、友達に何かを言われれば傷つくことがありますが、よほど強い発達障害でない限り、早い子では、小学2年生あたりから自覚が出てくるといわれます。

きっかけは、周りの友達に「変わってるね」と言われる、友達とうまくなじめない、もしくは友達がひとりもできないことで自覚していきます。

変わっていると言われることに、発達障害の子どもは疎外感と劣等感を覚えることが多いようです。あまりにも強いアスペルガーであれば、逆に何も感じないのですが、軽度の発達障害、グレーゾーンの場合、ひどく傷ついてしまうことがあります。

「変わっている」と思われている子が感じていること

アスペルガーの傾向として、集団は苦手で、ひとりでいたいという欲求がありますが、同時に周りの評判を非常に気にしてしまう側面もあります。よく、「アスペルガーは空気が読めない」と言われますが、軽度のアスペルガーは、実はとても繊細なところがあり、空気がものすごく読めてしまう人がいるのです。これは周りの評価を気にしていて、嫌われることへの恐怖が病的に強いことからきています。

人と違うと、集団からあぶれてしまうのではないかという恐怖心が芽生え、ほかの人とは違うのだから異常だと決めつけ、自分は劣位的な存在だという認識を持ってしまいます。

また、「変わってる」と言われても、自分のどこが変わっているのかさっぱり分からない。なんとなく、「なんか俺浮いているよな」「私なじめてないよね」という意識はあるので、自分自身が正体不明になってしまって、恐怖心や不安感が増幅してしまいがちです。

しかも、日本は空気による同調圧力、同質性が異常に強く求められる社会なので、変わり者に対して基本的に冷淡です。

結果、いじめが生まれます。いじめまでいかなくても、いじられキャラになってしまう。いじられるということは、少なくとも好意を持たれているということなので、普通であればそんなに否定的な存在ではないのですが、アスペルガーの場合「冗談が通じない」という性質を持っている人が多いので、「お前バカだなあ」という一言だけでも、キレてしまうか、深く落ち込んでしまいます。

親のほうも、子どもに障害があると分かると、大きなショックを受け、迷いや恨みを持ちます。僕の親もそうだったように、子どもの障害を認められないことも多く、障害に合わせた療育が遅れてしまうことも多々あります。

発達障害を持っている人は、軽重はありますが、必ずなんらかの学習障害を持っています。あなたは自閉症、僕はアスペルガーときれいに分けることはできなくて、例えば多動のＡＤＨＤと、受動型のアスペルガーは、逆の症状が現れるものですが、併存している場合ももちろんあります。スペクトラム（連続体）で障害を持っているということです。

文字が読めないディスレクシア（難読症）という学習障害を持っていれば、学校でバカにされてしまうことは、だれにでも分かります。しかし、学習障害自体は必ず改善します。子どもの頃から訓練をすれば、平均より上や、大得意にさせることはちょっと難しいかもしれませんが、がんばれば平均、そうでなかったら中の下ぐらいまでは簡単に持っていけるのです。

でも、親が理解していなければ、療育や訓練はできないため、何度挑戦してもまったく改善しなかった、という経験だけが残り、「何をやってもダメ」と自分にレッテル貼りをしてしまい、劣等感から結局は不登校、引きこもりにつながります。

最近は、「偏差値教育は人間の価値とは関係ない」「試験をなくそう」という主張や論争が喧《かまびす》しいですが、それは大きな間違いです。もちろん偏差値と人間の価値に関係はないですが、偏差値が高くて試験の点が高いほうが、子どもも気分がよくなり、前向きに取り組めるようになります。

しかし、勉強をする場所である学校で、勉強ができないということは、その子にとって、地獄にほかなりません。

例えるなら、英語がまったくできないのに、自分の勤める会社がいきなり外資に買われて、明日から英語義務化になり、朝から晩までずっと英語の会議に出されるようなもの。

こうなったらどうでしょうか。自尊心は崩壊、会社には行きたくないだろうし、下手すれば適応障害も出て、入院ということにもなりかねません。

同じことが勉強ができない子どもにも言えます。勉強ができれば、「ちょっと空気が読めないな」と思われていても、「変なところがあるぞ」と思われても、一目置かれるようになります。結果、勉強で得た自信や意欲が、その子の才能や能力、魅力を引きあげてくれるのです。

ディスレクシアを克服して、自分の最高のパフォーマンスを出せるようになっ

たという人に、俳優のトム・クルーズがいます。トム・クルーズは、台本を最後まで読み通すことができず、テープに録音して、それを繰り返し聞いてセリフを覚えていたそうです。彼は文字が読めなかった頃の状況をスピーチでこう語っています。

「読もうとすると、文字を逆に読み、頭痛がし、不安になり、ページの終わりまで来て何も頭に入っておらず、何を読んだのか、思い出せませんでした」

自分で障害教育のプログラムを受けて克服した彼は、現在も一線級のスターとして活躍を続けています。このように、ディスレクシアは、治せない障害ではないことを証明しています。

なぜ糖質を抜くと症状が改善するのか

これは大人にも子どもにも、発達障害であればグレーゾーンでも真性の発達障害でも、アスペルガーでもＡＤＨＤでもすべての人に言えることなのですが、炭水化物依存になっている人が非常に多い。依存の度合いは、すさまじいと言っても、言いすぎではないと思っています。

発達障害は、性質として何かに対しての依存性を強く持っています。抑うつ、睡眠障害による頭痛など、日常のストレスもかなり多いので、とにかく食べることでその症状を麻痺《まひ》させようと、意識しないままに炭水化物や糖分を過剰に摂っている傾向があります。

なぜ炭水化物なのかというと、快感をつかさどる脳内ホルモンであるエンドルフィンは、炭水化物や糖分などの糖質により大量に分泌されるからです。脳内麻薬とも呼ばれるエンドルフィンを出すために、ラーメンや甘いお菓子などがやめられなくなり、体はさらに快感を欲しがるようになるので、摂取量は加速度的に増えていきます。

中学~高校時代の僕は、まさに典型的な炭水化物中毒者でした。

運動をいっさいせず、好きなお菓子しか食べず、もともと肥満体型だった僕はさらに太り、肌は白くなっていきました。

基礎代謝がどんどん低下していったので、糖代謝も乱れ、血糖値が極端に乱高下するようになりました。自律神経にも支障をきたすようになって、自律神経失調症やパニック障害の症状が出はじめ、ついには糖質を摂っても血糖値がまったく上がらない、低血糖状態になってしまいました。

低血糖とは、飢餓状態にあるということなので、体は筋肉を分解して栄養を作ろうとします。筋肉が減るということは、熱や力を作り出すことができなくなっていくということですから、さらに基礎代謝の低下を招きます。

無理に血糖値を上げるために、体はアドレナリンやノルアドレナリンを過剰分泌させ、情緒はどんどん不安定になっていきました。常に怒りや不安を感じ、うつ状態が続きました。

砂糖を食べたらいけないとうすうす気づいていましたが、やめると体がだるくなるので、摂取量はさらに増えていきます。

とうとう20歳のとき、血尿が出て泌尿器科に駆け込むと、腎臓の機能低下と告げられました。とにかく血尿がショックだった僕は、原因である糖質を一気に半分減らしました。それでも摂取量はかなり多かったので、そこから糖質摂取量をほぼゼロにまで下げました。

以前、キレる子どもの原因が白砂糖だという話が話題になりましたが、まさにあれは低血糖状態になった体が、アドレナリンやノルアドレナリンを大量に放出して血糖値を上げようとする作用だったと考えられています。

普段、お腹が空くとイライラするというのも、この低血糖のせいと言えます。

だから、**大人も子どもも関係なく、僕のところに相談をしに来た人には、まず、ローカーボ（糖質制限）食を実行してもらいます。**

いきなり糖質をすべて抜くのが難しい場合は、先に肉や野菜を食べて、最後に炭水化物を食べることからはじめてもらう。これなら血糖値の上昇をゆるやかにすることができます。

白砂糖の入ったお菓子はなるべく摂らない、精製された粉物は避ける、できるならラーメンやうどん、パンなどの小麦粉は絶対に食べないようにしてほしいと思っています。

とくに発達障害の人は小麦食品も大好きです。しかし、小麦の中に含まれるグルテンには、腸内のカンジダ菌を増やしてしまう作用があることが分かってきました。小腸に常在しているカンジダ菌は、グルテンをエサにして爆発的に増殖し、このカンジダ菌から排出される毒素が、小腸の壁にある細胞を破壊します。

この壊れた細胞からアレルゲンが進入することにより、さまざまなアレルギーを発症させる原因となるのです。これをリーキーガット症候群（腸管壁浸漏症候群）といい、アレルギー体質の人は、まれに劇症のアナフィラキシーショックを起こすこともあります。

これらは糖質を抜くだけで、ただでさえ発達障害の不安定な情緒が劇的に改善します。一時も落ち着いていられなかった多動の子どもは、ローカーボに切り替えただけで、2日でイスに落ち着いて座っていられるようになりました。

アスペルガーは、即反応が出るということはないようですが、2〜3週間したら、「うつが治っている」「落ち着きが出た」と実感できることが多いようです。

発達障害の子育てに必要な技術とは

自分の子どもが発達障害と診断されると、まずは大きなショックを受けます。混乱して、自分の子は絶対違うとドクターショッピングをしては医者の診断を否定します。だんだん診断が正しいと理解できるようになっていきますが、人によっては数カ月から数年かかる場合もあります。
そうして、やっと子どものために何かしないといけないと決意しても、今度はどう関わっていいのか、どう育てていいのか分からない。

発達障害を扱った育児書は、はっきり言って間違いが多く、多様な症状を持つ発達障害の細かなケースに対応しきれていません。

巷《ちまた》に数多くいる心理カウンセラーやセラピストも同じく、すがる思いで高いお金を払って相談しても、ほとんどが役に立たない自己満足トークに終始します。

まったく意味のない愛情論をまくしたてたり、「子どもの欲求をひたすら共感して聞く」「子どものあるがままに」などという耳障りのいいことばかり並べ立てて生かじりの本質論をぶちますが、実践的なアドバイスは何もない。きれいごとばかり聞かされるので、相談をしに行ったときだけは、気分が高揚して満足しますが、それで子どもの行動が正常になるかというと、そうではありません。結果、実際の療育ができないまま、子どもの症状は悪化していきます。

世間では、子どもは無条件に愛するものという通念があり、発達障害は生まれつきの脳機能の障害であるにもかかわらず、「お母さんの愛情が足らないから」

と母親に責任をなすりつけ、母親を追いつめる論調に傾きがちですが、そもそも人間は無条件に子どもを愛せるかというと、残念ながらそれは難しいのです。

過去をさかのぼっても、虐待やネグレクト（育児放棄）は昔から当たり前に存在しているし、貧しい農村では間引きが当たり前でした。親が子どもを無条件に愛せるというのは幻想に近いものであって、実際には子どもを愛せない親も多い。

正確に言うと、他人の子どもよりは自分の子どものほうが愛しやすいということです。これを前提にしないと、愛情は勝手に湧いてくるものだと勘違いして、無策のまま子育てをはじめてしまうことになります。

発達障害に限らず、子育てにはいくつかの技術が必要です。「子どもには親の愛情がいつか通じるんだ」と信じ込んでいる家庭で、子どもが叱責に耐えかねて家に火をつけてしまった、というような話は山ほどあります。

これは、子どもへの愛情のかけ方を取り違えていたからにほかなりません。

宿題をしない子どもに、勉強をがんばっておかないと今後どれだけ自分の将来に不利になるかをいくら説いても、そんな話を子どもが聞くはずがありません。

それよりも、「宿題をやったら、欲しいマンガを1冊買ってあげる。ゲームの時間を増やしてあげる」。こう言ってあげるだけでいいのです。欲しいままに買い与えたり、ダラダラと好きなだけさせていたことをごほうびにしてあげるだけで、子どもは宿題をやるようになるし、宿題を成し遂げたということで、自信もついていきます。

これが、正しい愛情のかけ方であり、子育ての技術です。

この方法を説明すると、「子どもを物で釣るなんてフェアじゃない」「この方法では本質的解決にならないのではないか」と言われることがあります。

しかし、そもそも本質とは何なのでしょうか。

そう聞かれて明快な答えを出せる人はいるでしょうか。

そんな絵に描いた餅《もち》のようなことを言っていても仕方がないと思いませんか。

それより、目の前にいる子どもに、一刻も早く今を生きる技術を覚えてもらい、少しでも生きやすくさせてあげたい。不可思議な行動を取り続ける子どもに対して、育児ノイローゼになりながら苦しい子育てをしている親たちに、正しく効果的な技術を身につけてほしい。

そのためには、**精神論うんぬんではなく、身体的、科学的に症状への効果的な**

アプローチを行わなくてはいけません。

これから紹介する事例は、僕のところに子どもの発達障害について相談をしにきたケースのうち、とくに相談が多かったものを集めました。相談当初の子どもの状況から、改善するために取った方法、そして改善後の様子までを詳しく説明していきます。

親として今、発達障害だけでなく、子育てそのものに悩んでいる人はもちろん、自分が発達障害かもしれないと不安になっている大人にも、現在の悩みを解決するヒントとなってくれることを願っています。

CASE1 ディスレクシア（難読症）

音読ができなかった子どもが国語好きになった

▽小学3年生／男子／受動型アスペルガー、不注意優勢型ADHD

ディスレクシアは難読症の一種です。典型的な学習障害の症状で、発達障害を持っていると、必ずなんらかの学習障害もあります。

僕の場合であれば、写真記憶（映像記憶）が得意であるにもかかわらず、漢字がなかなか覚えられないところがあります。そんな感じで、どこか抜け落ちてしまっているところがあるのが発達障害の特徴で、学習障害となって現れることも多いのです。

この子は、ひらがなを全部覚えたのが小学1年生の終わり頃、カタカナも同様にようやく覚えたぐらいでした。覚えが悪いということで、引け目を感じていたところ、さらに国語の音読の時間、一番はじめから読んだと思ったら、真ん中を読み出した、今度は戻ったと思ったら、最終行を読んでしまうというように、本人は一生懸命真面目にやっているにもかかわらず、読めない。あちこちつかえてしまったり、読み間違いも多かったそうです。

周りの子と比べても明らかに学習進度が遅れているし、先生に注意されても、怒られても同じことが続いてしまうので、母親が叱りながら読ませても、まったくできなかったのだとか。これはおかしいということで調べたら、学習障害ではないか、ということで僕のところに相談に来ました。

いろいろ話を聞いてみると、とりあえずほかの発達障害は軽度で、ディスレクシア以外はそんなに困っていなかったようでした。でも、ディスレクシアがひどかったため、ほかの勉強にも自信が持てなくなっていて、もう一歩で不登校になるところだったのです。

そこで、母親には、「学習障害は世間一般では対策が難しいとされていますが、それはウソです」と説明しました。

繰り返し、少しずつ着実にやっていけば、完治とまではいかないですが、大幅に改善できるということで、**「スモールステップ」**と**「快楽学習」**をしてもらうことにしました。

スモールステップとは、最初から完治を目指すのではなく、目標を細分化し、小さな目標を達成する体験を積み重ねることで段階的に自信を深め、最終的な目標に導く方法です。

この場合で言えば、「教科書を音読する」ということが最終目標で、そのために「小さな成功体験を積み重ねていく」ということです。

快楽学習とは、欲求が満たされるとき、もしくは報酬を得ることを期待して行動しているときに活性化する脳の神経系「報酬系」を刺激する学習方法です。

ディスレクシアの最大の原因は、発達障害による脳の機能障害ですが、母親には「音読を楽しくさせる」という方向に視点を切り替えてもらいました。子どもにとっては、音読が楽しくないことが最大の要因であり、楽しい行為なのだと思ってもらうことが手っ取り早いからです。

これまで母親がやらせていたことは、教科書を繰り返し読ませるというもの。それが難しいならと、小2、小1の教科書を読ませて、それも難しいとなると、絵本を読ませていました。

結局、絵本も音読できなかったため、母親は「こんな簡単なものも読めない。本当にこの子はだめなんだ」と失望感を募らせ、最後は発達障害だからとあきらめかかっていました。

そこで、音読ができるという最終目標のために、大きく3つの提案をしました。

まず1つ目は、音読の素材を、子どもが大好きだったマンガ『ONE PIECE』にしてもらいました。

2つ目は、ほんの少しの時間でもいいから、毎日の課題として取り組んでもらいました。

3つ目は、前回よりも、1文字でも多くできたら、終わった瞬間にベタ褒めをして、達成シールを貼る、もしくは好きなお菓子をあげるということ。「そのシールが5枚たまったら、子どもが大好きなマックかファミレスに連れて行く、と約束してあげてください」と説明しました。これを**「トークンエコノミー」**といいます。

トークンエコノミーとは、子どもが望ましい行動をしたときに、お菓子やゲーム時間の延長など、「ごほうび（トークン）」を与えることにより、子どもがその望ましい行動を頻繁に行うようになる療法のことです。

最初は、マンガのまま子どもに読ませようとしましたが、絵が気になってできなかったので、母親にセリフをすべてひらがなにして縦書きに起こしてもらいました。

それを行ったら、途絶え途絶えではありましたが、若干笑顔を交えて読むことができたのです。これまで、泣きわめきながら音読をしていた子どもの変化は、母親にとっては驚天動地だったようです。

「つっかえてもいいから、まずは笑顔で読めたことを全力でベタ褒めしてください」と伝え、毎日地道に行ってもらいました。

それからはだんだん自信がついてきて、トークンエコノミーの効果もあり、「音読は楽しい」という思考にしていくことができたのです。小学2年生の伸び盛りですから、知能もどんどん上がっていく頃です。

そこで今度は、教科書の1行だけでいいから読ませてみることにしました。1行のうち、今まで4回つかえていたのが、1回しかつかえませんでした。これでも大きな変化です。もう1回読ませたら、つかえずに読めました。

そこからはまたスモールステップで、1行が2行、2行が5行というようにどんどん伸びていきました。

現在では、問題なく教科書をすらすら読めるようになっていて、むしろ音読好きになり、国語の成績は平均の中の上にまで上がりました。

最初、マンガを使おうと提案したとき、母親は驚きました。「なぜ音読をするのにマンガを使ってはいけないのか。音読は教科書でなければだめだということはないじゃないか」と説明すると、母親はハッとした顔をして、理解してくれました。しかし、これは大半の母親や教師にも言えることで、「音読は教科書じゃないといけない」「文章はきれいじゃないといけない」と思い込んでいます。

たしかに文章は論理的で美しいほうがいいですが、まずは音読ができるようになることが先決なのです。

CASE2 おねしょ

毎日していたおねしょが4日目に止まる

▽小学4年生／女子／受動型アスペルガー

だいたい、おねしょは小学2年生ぐらいでしなくなっていくのですが、この子は小学4年になっても毎日おねしょをしていました。
5、6歳を過ぎても月に数回以上おねしょをすると夜尿症と呼ばれ、医者によっては薬を使って治療する場合があります。
しかし、病院で検査しても泌尿器には何の問題もなかったことから、治療とはなりませんでした。心理アドバイザーなどにも相談したそうですが、チック症の一種だという間違ったことや、「リラックスを心がけましょう」としか言われず、実際の手立てがなくて困ってここに来たということです。

大半の人は、おねしょと精神年齢をリンクさせようとしていて、おねしょが続くのは幼児性があると思い込んでいます。実際はまったく関係なく、そのうち治るものなので、掃除の手間さえなければ、放っておいてもいいと僕個人としては思っています。

しかし、この子の場合、小４なのにおねしょが治らないということで自信をなくしてしまっていました。

母親も、掃除をするたびに毎回嫌な顔をして愚痴を言い、子どもを幼稚園児扱いして叱責も繰り返していました。親子関係もよくない方向に向かっていたので、おねしょ改善に取り組むことにしたのです。

前提として、おねしょと精神年齢はいっさい関係なく、あくまでも生理的な作用であることを親子で確認してもらいました。

そして、おねしょは否定的な**「注意的睡眠状態」**が原因で起こるという仮説を立てて、否定的なものから肯定的な注意的睡眠状態にすることを考えました。

注意的睡眠状態とは、電車などで寝てしまっていても、目的の駅の前に目が覚める状態の睡眠をいいます。眠りが浅く、脳は休んでいないので、疲れを取る睡眠ではありません。

この注意的睡眠状態が就寝時に起きてしまうことがあります。例えば明日重要な仕事があって緊張しているときなどは、夜中に何回も目が覚めてしまいます。

この子も、現在この不安状態にあることは間違いありません。おねしょなんてしたくない、嫌だと強く思っている。だけど、おねしょをこらえることができない。

これは、試験やスポーツで失敗してはいけない、うまくやらなければと強く認識しているときほど、普段は当たり前にできることもできなくなる状態に似ています。だれでも経験があると思いますが、嫌だ嫌だと思っていればいるものほど実現してしまうと相場は決まっています。

この子のおねしょも一緒で、意識すればするほど失敗して、怖くなっていた状態でした。

採り入れたのは、**トークンエコノミーを基本としたおねしょ対策**です。おねしょをしなかったら、この子の好きなキラキラシールを1枚あげる。「4枚たまったら、好きなファミレスに連れて行って、パフェを食べていいよ」と教えます。

それまでは、いつもファミレスでパフェを食べて、シールも好きなときに買い与えていたそうですが、急にもらえなくなってさみしくなったそうです。

物などに強い執着を見せるのは、アスペルガーの症状のひとつですが、この場合、この症状がいい方向に働きました。「おねしょさえしなければ、シールもパフェも食べ放題だ」という理解になり、それとともに生理的な能力が上がったのでしょうか、トークンエコノミーをはじめて4日目に、毎日のおねしょが止まったのです。

母親には、おねしょをしなかったときに最大級のベタ褒めをしてもらいました。ベタ褒めは、子育ての大きな武器です。子どもが望ましい行動をしたら、すかさず60秒以内にベタ褒めすること。成功したときだけではなく、経過も褒めてあげる。「よくやったね！　お母さんうれしい」という、肯定的な言葉と一緒に、満面の笑みで子どもの目を見て褒める。これだけで、子どもには自己肯定感が生まれ、さらに望ましい行動を取るようになり、情緒も劇的に安定します。

もちろん、トークンエコノミーだけでなく、睡眠2時間前には水分摂取を控えてもらったり、ダラダラと眠りに入っていたので、トイレに行ってから布団に入ることを儀式化してもらったりと、本人には努力もしてもらいました。

母親のほうにも、おねしょをしても絶対に怒らないと約束してもらい、おねしょの布団の洗濯をするときも事務的に対応して嫌な顔をしない、おもらししても「いいよ」と伝える、怒らずに子どもがおねしょ防止のために取り組みをしていることを褒めてあげるなど、今までの行動について見直してもらいました。

これまではほぼ毎日していたおねしょですが、対策をはじめてから1カ月後にはほとんどなくなりました。もともと泌尿器には問題がなかったので、おねしょをしないことを体が覚え、ごほうびがなくてもその頻度は劇的に下がっていきました。

今では、おねしょはまったくしなくなり、修学旅行も問題なく楽しめたそうです。

CASE3 教室で寝そべってしまう

授業中寝そべってしまう子どもが授業を受けられるように

▽小学4年生／男子／多動・衝動性優勢型ADHD

典型的な多動・衝動性優勢型ADHDの傾向を持っていたこの子は、集中力がまったくと言っていいほどないのに加え、興味のないことはいっさい手につかない状態が通常でした。授業がはじまると、教室の後ろに行き、寝転がってしまいます。そのまま好きなことをはじめるのです。

さらに、暴力も出てしまうことがあり、クラスメイトも彼を遠巻きにしている状況でした。担任の先生は、最初は注意したりキレたりしていましたが、まったく効果がないので指導をあきらめてしまい、親に保健室対応をすすめ、親もそれを了承し、僕のところに相談に来るまで、ほとんど保健室登校をしていました。

なぜ寝そべってしまうのか、その理由として、「発達障害の症状であるマイペースだ」とか、「集団でいることにストレスが溜まって、それが嫌で後ろで寝そべってしまうんだ」ということが挙げられるかもしれませんが、それに原因を求めたら身もフタもなくなります。

授業を受けることはもちろん、イスに座っていることも我慢できないようでは、今後の社会生活でも必ず支障が出てしまいます。「少しでも我慢ができるように改善していこう」という話になり、対策を打っていきました。

これまではイスに座っているということ自体に、あまりにも快楽がない状態だから、後ろで寝そべってしまっていたのかもしれません。そうであれば、まずは机に向かうことを楽しくさせることにしたのです。

そのときに重要なのは、教室は勉強するだけの場所だという固定観念は捨てることです。この子の場合は、落ち着きのなさが異常だったので、まずは座っていられるようになることが目標となりました。

ここまで決めたら、担任の先生に障害のことと、対応してほしい旨を説明し、納得してもらいました。そこから、クラスメイトたちにも、この子のために協力をしてほしいことを説明し、「授業中に違うことをしていてもいい」という了承を得ました。

もしもクラスメイトにちゃんと話をしていなければ、「お前だけ遊んでずるい」ということになり、いじめにもつながりかねません。

そうやって周囲の理解を得てから、彼が集中できることを探しました。どうやら、図鑑を見ながらのお絵かきであれば、2時間でも3時間でも座っていられるということだったので、それを活用しない手はないとなりました。

クラスメイトにも、図鑑の模写をさせるということは事前に話しておきました。しかし、ただ図鑑の模写をさせるだけでは失敗する可能性が高いので、**軽い抑止力**と**新しい刺激**を加えることにしました。

軽い抑止力とは、母親がその子の後ろにべったりとくっついて、見ている。これが抑止力になります。

新しい刺激とは、図鑑を1冊丸ごと渡してしまうと、自分の好みのページだけ見て飽きる可能性が出てくるため、そうではなくて、図鑑の中から1枚だけカラープリントしたものを渡していく。

渡された子どもは、喜んで模写していきます。そこで、クラスメイトの迷惑にならないようにベタ褒めをします。

少し進んだら、また別のカラープリントを渡す。そうすることで、常に新しい刺激を与えることにしました。

人間の脳は、常に刺激を求め続けています。美しい桜を見に行っても、2～3分見ているのが限界です。なぜかというと、脳は1回記憶したら、すぐにほかの刺激が欲しくなり、刺激がないことがストレスになってしまうのです。

この方法で、1回目から1時限の間、席に着かせることができました。これは、今までの彼にしてみたら奇跡です。どんなときもイスに座ることができなかったのですから。

ここで重要なのは、教科書でなくてもいい、遊びでもいいから、とにかく席に着かせるということです。この日は家族でお祝いをしてもらいました。

ただし、この方法を延々続けるというわけではありません。2週間目からは、母親が1メートル離れたところで見守るようにする。次は2メートル。だんだん抑止力を弱くしていきます。

母親が教室の一番後ろにいるようになった頃には、図鑑をそのまま与えて模写してもらいました。

それもできるようになったので、模写の途中で3分だけ図鑑を教科書に取り替えて、読まなくてもいいから見てもらう。そこで母親を見てしまったら、母親は顔でいさめます。

教科書の時間も、5分、10分と少しずつ長くしていき、母親もだんだんと教室の入り口の、子どもから見えるか見えないかというところに移動していき、抑止力をさらに弱めました。

最終的には母親は外で待機してもらい、それでも暴れたりしないで授業中は座っていられるようになりました。

ここまで毎日やって約1カ月かかりましたが、現在では寝転がりと保健室登校はまったくなくなり、1時限あたり30分は授業を受けられるようになっています。

CASE 4 性器いじり、鼻ほじり

「感覚を得る」行為は、代償行為で代替できる

▽小学1～6年生／男子／全般

男の子だったら比較的だれでもするのが、この性器いじりと鼻ほじりです。大人になっても触るのは当たり前なので、まずはそんなに深刻に捉える必要はないということを理解する必要があります。

体を触る行為は、ただ単に、何かの感覚を得たいというだけのものであり、実は女の子であれば、知識としての自覚はありませんが、小学3年生頃にはマスターベーションを覚えます。これを見つけた母親はすさまじく動揺するのですが、性病や依存的な問題があるわけではないので、まずは落ち着くように言います。

よく、「フロイトのリビドーが」などともっともらしい理由をつけて性器いじりなどの行為を説明するカウンセラーなどがいますが、そんなものは関係ありません。グレーゾーンの発達障害など軽度であれば「やめなさい」とピシャっと叩

いておしまいです。しかし問題は、残念ながらそれでは治らない場合です。やり方を間違えると、治らないからといってもっと叩き、いよいよバチンと叩いて虐待に発展してしまうことがあるのです。そうではなく、性器いじりの頻度を下げるためにはどうしたらいいでしょうか。

男の子がなぜ性器をいじるのかというと、感覚を得られるからです。この感覚を別のものに置き換えていくことが重要で、これは依存症の治療にも使われる**「代償行為」**といわれます。

タバコをやめるとき、口がさみしいからと、ガムを噛んだりアメを舐《な》めたりしますが、これが代償行為です。

僕の場合、コーヒー依存があったので、やめるときにカフェインレスコーヒーに切り替えました。これも代償行為です。

その子にとって、性器いじりに近い感覚の代償行為を増やそうという話になりましたが、それだけだと単に好きな感覚が増えるだけなので、性器をいじることに対する**「不快学習」**を入れました。

不快学習とは、やってほしくない行為をやめさせるときに、その行為をやりにくさせたり、手順を回りくどくさせることで、行為の回数を減らしていく方法です。

性器いじりでの不快学習は、手洗いです。子どもにとって手を洗うことはけっこう面倒くさいものなので、家で見つけたときだけでいいから、毎回「丁寧に手を洗おうね」と、洗面所に連れて行き、1～2分ごしごしと手洗いをさせるようにしてもらいました。

もちろん子どもは嫌がりますが、ここは力ずくでもいいからやらせます。力ずくで強制的にやらせますが、終わったら「よくできたね」とベタ褒めします。これを繰り返し、性器をいじることは面倒くさいと学習させます。

その代わりに何を与えたかというと、テレビゲームなどもそうですが、無限にプチプチができるおもちゃを与えてみたら、プチプチにハマった例がありました。あとは、音楽を大音量で聴くことを30分増やしていいことにするなど、その子に合わせて別の感覚を用意してあげましょう。

もしも、性器いじりをしたあとに手を洗わなかったら、プチプチやテレビゲームなどの「ごほうび」はやらせないという契約をきちんと説明しておきます。

そのうち、ある例では、1日20～30回もいじっていたものが、2～3回にまで減っていきました。2～3回であれば、通常の範囲に収まったと見ていいでしょう。

ここでのポイントは、叱ったり、叩いたりという懲罰を行わないことです。

これは、鼻ほじりにも同じことが言えます。

まず、「人前で鼻をほじるのをやめなさい！」と言葉で言い聞かせたところで、感覚を得ることをやめさせることはできません。

母親としては、人目を気にして、やめさせたいという気持ちがあるようですが、とくに危険な行為でなければ、抑制しすぎてしまうのはかえってよくない場合もあります。

しかし、暇になれば鼻をほじって、その指を舐めてしまう、粘膜を傷つけて鼻血を出してしまうということになれば、回数を減らしてあげる必要があります。

このとき、禁止事項を言葉で伝えることは無意味なので、禁止とともに代案を示すことが重要です。

単に「鼻をほじるのをやめなさい」と言うだけでなく、「鼻をほじりたくなったら、洗面所でほじって、そのあと手を洗いなさい」という指示に変えてあげます。それができたらベタ褒めをすることを忘れずに。

性器いじりと同じく、最初は泣いても力ずくでさせることがポイントです。手を洗うことができたらベタ褒めをして、それに代わる感覚を与えてあげること。

相談件数の多い悩みですが、それぞれのケースとも、この方法を実行してもらったら人前で鼻をほじることはなくなったそうです。始終鼻に指を突っ込んでいた子どものケースでは、家で確認する限りでは、1日4〜5回までに鼻ほじりを減らすことができているそうです。

CASE5 拗ねる

拗《す》ねたら放っておくのが一番の解決策

▽小学5年生／女子／受動型アスペルガー

家族で食事に行こうというときに、急に「私行かない」と言い出して、「行こうよ」と誘っても「嫌だ」「行かないもん」と頑なに言う女の子の親が相談に来ました。

食事の場合は、何度も行こうと誘って結局は連れ出したのですが、席に座ってもふてくされたまま。メニューを選ぶときも「私食べない」、「なんで食べないの？」と聞いても「食べないから」。一事が万事このやりとりだったそうです。食べはじめてからも、ぶつぶつ言いながら食べるので、父親も母親も一生懸命ご機嫌を取ろうとしました。

彼女の誕生日のときも同様に「私のこと祝ってくれなくていいし」と言って、「なんで」と尋ねても「嫌だもん」の繰り返し。

家族旅行で1泊するときも、「嫌だ」と言い出して、このやりとりで半日がつぶれてしまったそうです。

この対応に困り果てて僕のところに来たのですが、話を聞いて明らかに「拗ねている」と分かりました。

わざと拗ねて愛情を確かめるなど、拗ねる行為は恋愛関係でもよく見られますが、子どもの場合、なぜ拗ねてしまうのかというと、こうすることで両親から注目されるからです。

「嫌だ」と言えば、両親が揃って説得してくれる。その間、ずっと主役でいられる。やりはじめた頃は、両親にかまってもらえなくて少し寂しかっただけかもしれませんが、両親が彼女に対してご機嫌を取って、「一緒に来たらおもちゃを買ってあげるから」と報酬の取り引きをしたため、彼女は増長してしまいました。

両親のほうも、拗ねている子どもを置いていくとトラウマになってしまうのではないかと恐れて、無理に説得していたのですが、行為はエスカレートしていくばかりなので、面倒くさくなってきていました。

この対策としては、**拗ねたとしても注目されない、ということを学習させる必要があります。**

具体的には、「行かない」などと拗ね出したら、「うん分かった。じゃあお留守番ね」とあっさり引き下がり、ほかの兄弟を連れて本当に出かけてしまう。ここで、トラウマになるかもと思ってはいけません。

そもそもトラウマとは、だれが決めたものなのか、だれか測定した人がいるのか、という話です。置いていかれる恐怖より、行かないと駄々をこねて、母親から鬼の形相で怒られるほうがトラウマになるのではないでしょうか。

もしも置いていかれてトラウマになったとしても、将来にわたって彼女を苦しめるものになるとは考えづらい。体の傷と同様、心の傷もいつか癒《い》えます。だから、トラウマうんぬんは、子どもの療育においては気にしなくていいものだと僕は考えています。

とにかく、**一度「嫌だ」と言ったら、その言葉に責任を持たせます。**「じゃあ行かなくていいよ」と言って、間髪入れず「ごめんなさい」と謝ったときだけ許してあげますが、それ以外は、ほとんど無視をして出かける準備を進めます。絶対に「本当に行かないの？」と念押ししてはいけません。

しかし、ここで子どもが素直になるのかというとそうではなく、注目を得られないと、拗ねる行為が強くなることがほとんどです。

親が「分かった、じゃあ行ってくるね」と出かけようとした途端、「私本当に行かないんだよ！」と、今度は激しく絡んできます。これは**「消去抵抗」**といって、ある特定の感覚や物や活動が得られなくなると、それを再度得ようとして一時的に行為が強くなることをいいます。

例えば、テレビのリモコンを押したらつかない。押した、つかない、押した、つかない。どうするかというと、リモコンを叩いてみたりしますよね。これが消去抵抗です。

「私行かないって言ってるのに行っちゃうの⁉」と激しく抵抗してきますが、ここで「分かった、じゃあ一緒に行こう」と了承してはいけません。「あなたは行かないって言ったんだから、来なくていいよ」とやさしく突き放します。泣いてもわめいても、了承してはいけません。

これを、拗ねる行為のたびに繰り返せば、数回で拗ねることはなくなっていきます。

「行ったらおもちゃを買ってあげる」。これをやると、子どものエゴが大きくなって、親は下だという従属関係に陥ってしまいます。子どもは、拗ねるだけで注目を得られて、おもちゃも買ってもらえると学習してしまうことでしょう。

拗ねることで物が得られる、他人が言うことを聞く、という間違った認識を持ったまま大人になると、夫婦や私的な関係でこの行為を繰り返してしまいます。

子どもがこういう行為をするようになったら、心を鬼にして矯正しなくてはいけません。

出かけるたびに拗ねていたという彼女ですが、拗ねても注目されないと分かってからは、素直にお出かけにもついてくるようになりました。また、拗ねることが常習化していた頃は、「私はいらない子」という被害者意識が大きかったそうですが、拗ねなくても親と会話ができると知ってからは、意識もだいぶ改善されたそうです。

さらに、自分の言葉に責任を感じるようになり、言ったことは実行する、という行動が増えたといいます。

CASE6 自己主張ができない
まずは他人に質問させることからはじめる

▽小学3年生／男子／不注意優勢型ADHD

発達検査であるＷＩＳＣ－Ⅳや心理テストで言語に問題があるということで、

「もしかして発達障害かも」と僕のところに来た母子がいました。「そうは言っても、普通の生活で問題を感じられないので、何が問題なのでしょう」という相談だったのです。

たしかに、僕がその子と話をしていても、どもるわけでもなく、赤面するわけでもない。問題はさほど感じられませんでした。

ただ、母親に話を聞いていくうちに、動作に遅れが見られがちなこと、けっこうなマイペースだということが分かってきました。そのうえで、**一番大きな要因は、質問、断るなどの自己主張がまったくできていないこと**だと判明したのです。

自己主張に関する質問をしていくと、同級生の遊びについていくだけで精一杯で、そのうちついていけなくなってしまうこと、友達の一方的な都合を押しつけられるので、遊んでいてもつまらなくなり、性格がだんだん消極的になっていることが分かりました。

自己主張ができないというのは、繊細であったり、傷つきやすいという性格上の一面もありますが、基本的には、つまずいてしまう事例のシミュレーションを繰り返し行うことで、状況に慣れていくというプロセスが有効です。

その後、さらに話を聞いていくと、断りきれず友達の宿題を持って帰ってきたり、パシリにされていたことが判明しました。

さらに、新しい下敷きと筆箱を取られたという話が出て、これは早々に対策を打たなくてはならないということになりました。

とはいえ、いきなり自己主張をしろというのはハードルが高すぎるので、「質問しづらい人に質問、指摘ができるようになる」というスモールステップを設けました。

最初にやったのは、彼と僕が積み木をして遊ぶことでした。「交互に1回ずつ積み上げていこうね」と約束をして、最初はお互いに1回ずつ積み木を好きなところに置いていきます。

そして僕の番になったら、無言で積み木を2回連続でやってしまう。最初、子どもは違うと分かっていましたが、何も言えませんでした。そこで、2回やってから時間をおいて、「これは間違っているよね。『僕の番なんだよ』って言ってごらん」と、子どもに指摘させます。これがゆるやかな自己主張となります。

不注意優勢型のＡＤＨＤは、質問できない、黙り込むという傾向が強くありま

す。この傾向が大人になってからも続くと、聞かなくてはいけない場面で何も聞けなくなってしまうことになります。あるいは、買いたくもない製品を強引にすすめられ、断りきれなくて、数百万円も使ってしまったりすることもあります。

悪い仲間に誘われても断れなければ、ずるずると悪事の片棒を担がされます。そうなれば彼の人生が狂ってしまう可能性もあるので、**自己主張をするということは大変重要なソーシャルスキル**なのです。

これで、母親や僕に質問や指摘ができるようになったので、今度はファミレスに連れて行き、食べたいものはどれかを自己主張させました。まずはそこからはじめ、徐々に、店員に自分の食べたいものを注文させるようにします。

母親にわざと違うものを注文してもらい、子どもに指摘するように促したこともありました。

状況を変えて、質問や自己主張の訓練を繰り返した結果、消極的行動が減り、友達が消しゴムを勝手に使おうとしたときに「貸してって言ってね」と言えるようになり、宿題のプリントをやらせようとした友達に「僕はやらない」と断れるようになりました。

CASE7 電車の中で暴れる

電車で暴れる子どもがタイムアウトでおとなしく乗れるようになった

▽小学3年生／男子／多動・衝動性優勢型ADHD

「ただでさえ興奮しやすい多動・衝動性を持つ子どもでしたが、とくに電車内での行動がひどくて外にも出られません」という相談がありました。

注意をしても聞かず、はしゃぎ回るたびに「もう降りるよ！」などと脅してみてもまったく効果なし。ゲームやお菓子で静かにさせようとしても、一時的にしか効果がなく、興味が逸《そ》れるとすぐに暴れ回って、とにかく手がつけられない状態だったようです。

多動・衝動性優勢型ADHDの興奮具合は、常軌を逸して見えます。電車内で走り回るのは普通ですが、奇声をあげてジャンプし続ける、広告を剝《は》がそうとしてしまうなど、危ないのはもちろん、ほかのお客さんに迷惑をかけてしまい、トラブルになることもあったそうです。

たしかにゲームやお菓子で気を紛らわせて目的地までおとなしくさせることはできますが、これでは根本的解決にはなりません。

発達障害でなくても、電車で騒いでしまう定型発達の子どももたくさんいます。では、どうすれば電車に静かに乗ってくれるようになるでしょうか。

まずは、電車の中で騒ぐと、自分の損になると認識させることを目的にします。子どもは、叱責などの言葉はまったく聞こえませんが、利を奪われることには敏感に反応するので何より効果的です。

やり方はこうです。できれば、楽しみにしている旅行の移動中に実行すると効果的ですが、電車に乗る前に、「電車の中で暴れたら、電車から降りて、旅行や外出は終わりにするよ」としっかり伝えます。

次は、電車に乗ったときに、もう一度、同じ警告を伝えます。目を見て、しっかり伝えることがポイントです。

それまでは、電車に乗るたびに怒ったりなだめたりすかしたりして、子どもの機嫌取りをしていたので、子どもは必ず暴れると分かっています。

やはり途中から暴れ出した子どもでしたが、いつもの通り、どうせ最初は怒るけど、そのまま目的地まで行くだろうと、子どもも子どもで高を括《くく》っていました。暴れたら、すぐに次の駅で電車の外に連れ出します。小さい子どもは、自分がいる場所から違う場所に連れ出されると、強烈な恐怖心が湧きます。これは、叩かれるなどよりも大きな恐怖なのです。

知らない駅のホームの端っこなど、人目のつかない場所に子どもを連れて行き、「約束したことができなかったね」と冷静に穏やかに子どもに伝えます。そして、「できなかったから、ここに少し立っていよう」と促します。このとき、親が少し離れて見守るのが効果的ですが、ホームなどの危険がある場所や、泣き叫んでいる場合などは近くで一緒に冷静な時間を持ちます。

子どもは、いきなり降ろされたことでパニックになり、泣きわめいたそうです。「ごめんなさい、もうしません！」と何度も言ったそうですが、そこで頷いてはいけません。

そして、「今日はもう行くのをやめにしましょう」と伝えます。そこで子どもは、また大きなパニックに陥りますが、落ち着くまで待って、それから腕をしっかりつかんで、何も言わずにそのまま帰ります。

それが、どんなにお金や時間をかけた、家族の楽しみだった旅行でも、もったいないと考えてはいけません。

ここで帰らなければ、子どもはワガママを言い放題で育ち、興奮しやすい症状を持ったまま大人になってしまいます。今後のことを考えて、目の前の楽しみより、療育を主眼に置いてください。

この方法は**「タイムアウト」**といい、アメリカの発達障害対策では主流の教育方法です。言いつけを守らなかったり、親の指示に従わなかった場合には、家であればあらかじめ決めた場所に子どもを連れて行き、なぜタイムアウトをしなくてはならなかったか、子どもにどうして欲しかったのかを、落ち着いた、やさしい口調と表情で伝えます。

そして、その場所に少しの間、子どもをひとりで立たせておきます。「お母さんがまたここに来るまでに、どうしてこうなったか考えようね」と言い聞かせて、母親はどこかに行きます。子どもがその場所から動いたら、必ず連れ戻し、その場所で泣き叫んだら、泣き止むまで待ちます。泣いている間は自分が悪いということを認めていない状態なので、泣き止んで静かになってから、タイムアウトの時間を取ります。

そして時間が過ぎたら子どものところに行き、何が悪かったのか、子どもに自分で話してもらいます。それができたら、「よく言えたね、がんばったね」とベタ褒めします。これでタイムアウトは終了です。

タイムアウトは、子どものための方法ですが、実は親のための方法でもあります。どうしても、子どもに暴れられたり、泣き叫ばれたりすると親も感情的になって、子どもを怒鳴ったり叩いてしまいます。もしも親自身がカーッとなってしまったら、まずは自分が別の場所に行き、深呼吸をして、自分自身のタイムアウトをしてみることをおすすめします。

子どもは、タイムアウトをされたことにより、大きな恐怖と楽しみを奪われるという学習をしたことにより、ほとんどの場合、次からは暴れることはありません。

2、3日後に、また同じように電車に乗ってどこかに行って、ちゃんと座っていられたら、目的地でベタ褒めをしてあげましょう。

多動症状が強くて、もう一度やってしまう場合ももちろんあります。その場合は、また同じように途中で降りて、同じことを繰り返します。

CASE8 叱るとウソをつく

母親が北風から太陽になることで、ウソをつかなくなった

▽小学1年生／女子／多動性優勢の混合型ADHD

小学1年生になったばかりの子どもが、望ましくない行動を取ったときに質問すると必ずウソをつき、へりくつばかりを言うようになってしまったそうです。

例えば、子どもが散らかしたのを見て、「散らかしたのはだれ?」と聞くと、「天使さんがやったの」と返す。「弟のおもちゃを壊したでしょ」と聞くと、「大きなぬいぐるみがやったの」となる。

母親はそのウソに対して、「ウソをつかないで!」と怒り、追及して本当のことを言わせようと、会話を続けていきました。

同じことが続いて、さらに怒れば怒るほど、ウソは増えていき、へりくつも増

えたそうです。

そこで仮定したのは、ウソをつくことによって、子どもは逃避・回避を行っているということでした。何から逃避しているかというと、もちろん母親の怒りから。よく聞くと、母親は、かなり強く怒り、ウソをついたあともくどくど言い続けていたそうです。

ここで機転の利く子どもだったら、言われたことをさっさとやることで怒られることを回避するのですが、彼女はウソをつくことで回避しようとしてしまった。この場合、彼女のウソの原因は母親の怒りにあることは明白だったので、母親には**「北風をやめて太陽になりましょう」**と告げました。

太陽になるにはどうしたらいいのか。僕は、「怒るのをやめて、子どもとウソを半ば楽しみながら矯正していこう」と提案しました。

片付けがあまり得意ではなかった子どもに、散らかったおもちゃを手に取って、「これ、だれがやったのかな?」と笑顔で聞く。「それはプーさんがやったの」と子どもはウソをつくけれど、それに対しては追及はしない。「そうなんだ、プーさんがやったんだ。プーさんがやったのは分かったから、一緒に片付けようか」

と、子どもの手を軽くつまんで、軽くつまむけれども半ば強引に、一緒におもちゃをつかんで、おもちゃ箱にのせてあげます。ここまでやったら、子どもをベタ褒めします。このとき、無理やりにでも笑顔で行いましょう。

10個散らかっていたら、「だれがやったの?」「プーさんが散らかしたの」「うん分かった」と言って、「全部で10個あるから、プーさんの代わりに私が9個片付けるね」と、母親が先に9個おもちゃを片付ける。最後の1個を、「これだけ一緒にやってみようか」と誘って、一緒に片付けて、ベタ褒めをする。

これを何回か繰り返すと、子どもは「お母さんが怒らないから、ウソやへりくつを言う必要がないんだ」と学習します。

片付けが苦手だということについても、褒められながら少しずつ片付けで快楽学習ができていたので、素直に片付ける機会が増えていました。

大半の母親は、子どもは片付けができて当たり前だという前提で、子どもを「片付けなさい」と叱ってしまいますが、実は、子どもにとって片付けは神業に近いものがあります。

「普通の子どもは片付けられない」という前提を持っていなくてはいけないのに、

10個中1個片付けただけだと、「まだ9個も残ってるじゃないの」と説教をするため、子どもにとっては片付けが嫌な記憶となってしまいます。

例えば、おもちゃ箱には入れないけれど、おもちゃを横に少し動かした。これも実は、大人が望む片付けにはなっていませんが、片付けの行為です。こういう行動を目にしたら、すかさずベタ褒めすることが将来の片付け上手を生み出すコツです。

まずは、片付けになっていなくても、自分から進んで片付けをしてくれるようになってくれることが大事なのです。

このように、片付けや、まったく話を聞いてくれない、療育も通じない場合に、半ば強制的にやらせたいことをやるように仕向ける**「ブロークンレコードテクニック」**という技術があります。

片付けであれば、まるでレコードが壊れたかのように、同じトーンでずっと「片付けなさい片付けなさい片付けなさい片付けなさい……」と、延々と繰り返すという手法です。これは、やられると大人でも怖いものです。子どもも怖くなって、片付けはじめるので、やり遂げたらすかさず笑顔でベタ褒めしてあげてください。

第4章

もしも自分が発達障害だったら

――大人になって気づいた人のために

社会人になって発達障害がわかったら

子ども時代に発達障害だと診断されずに大人になり、社会にうまく溶け込めないと感じている人、診断はつかないけれど、生きづらさを抱えているグレーゾーンの人、もしくは自分の子どもに発達障害が見つかり、どう育てていいのか悩んでいる人など、成人になってからも発達障害の悩みは尽きることがありません。

社会に出ると、学生時代のようにフォローしてくれる教師や、理解のある友達がそばにいるということもなくなり、環境も大きく変化します。**それまで気づかなかった発達障害がはじめて判明するのも、社会人になったことがきっかけというケースもよくあります。**

企業に就職すれば、得意なことばかりをひたすら追及できるわけではありません。オフィスの人間関係や、スケジュール管理などの事務仕事もあり、発達障害の人には苦手なことばかりが爆発的に増えます。

もともと症状のせいでミスが多いことに加え、考えをオブラートに包むことができないので、上司を立てるべきところで思ったままを言ってしまったり、「あれ」「これ」などの指示語を理解できなかったりします。

雑談も苦手なので、興味のない話を振られても、どう返事をしていいか分からず、コミュニケーション不全が起きてしまうこともあります。

発達障害は、脳の器質的障害から、前向きな気持ちになるホルモンであるセロトニンの分泌が十分ではないため、くよくよしがちな傾向があります。仕事や人間関係で失敗ばかりしてしまうことを気に病んで、カウンセラーに頼る人も少なくありませんが、決して安くない金額を払う前に、よく考えて決めることが必要です。

発達障害の人は、子どもの頃からなぜだか分からない体調不良や謎の生きづらさを抱えているため、カウンセリングの中でも、一気に解決してくれるという幻想を抱かせるスピリチュアルやヒーリングにハマる人が本当に多いのです。しかし、**「リラックスしましょう」「体の感覚に任せましょう」などという、発達障害の改善にはほど遠いアドバイスは、役に立つとは思えません。**

もちろん、すべてのスピリチュアルやヒーリングを否定するわけではないですが、「インナーチャイルド」や「カルマ」などといった、現在を生きるうえでは必要のない想念にとらわれ、改善しなくてはいけない発達障害の症状を見過ごすようになっては本末転倒です。

自己啓発系セミナーにハマる人も多いですが、自己啓発系セミナーでいくら今の自分を肯定されても、鼓舞されても、罵倒されても、満足するのは一瞬だけ。「人はだれでも努力次第で輝く可能性を秘めています」という洗脳トークに感動したとしても、生まれつきである脳の器質的障害が解消されるはずはありません。

心理カウンセラーを頼る人もいますが、心理学の専門家は発達障害がどんなものであるかを知らないことが多いのが現状です。「トラウマが原因です」と言われたところで、あるいはそれを解消できたとしても、障害が治ったり軽くなったりするわけではありません。

マイナスの症状もプラスの特徴になりうる

発達障害を解説する書籍などでは、「空気が読めない」などとマイナス面ばかりが強調されがちで、発達障害を持つ人は世間からも「問題児」「かわいそうな人」という目で見られがちです。

しかし、そのマイナス面は同時に、大きな長所となることを知ってもらいたいと思っています。というより、**負の症状は、環境が整えば長所として捉えられるべきもの**だからです。

例えば、余計な一言でいつも人を怒らせてしまう人は、他人の本質をつかむのがうまいということが言えます。こういう人であれば、コミュニケーションスキルを伸長させて、カウンセラーなどへの道が開かれる可能性があります。

これは、僕のカウンセリングでも必ずお伝えすることですが、まずは、自分はどんな症状を持っていて、どんなことに弱いのか、強みがあるのかを知り、それから、得意なことはさらに伸ばし、弱点は目立たないようにカバーしていくことが重要です。

では、これまでマイナスだと捉えていた発達障害の諸症状はどんな長所となるのか、見ていきましょう。

◉冗談や比喩《ひゆ》が通用しない

アスペルガーにもＡＤＨＤにも共通して見られる症状が、この「冗談が通じない」という一面です。「お前はバカだなぁ」と軽く言われただけでも、自分はバカなんだ、頭が悪いのだと本気で受け取り、落ち込むか憤ってしまいます。「手が回らなくて」という慣用表現も、とっさにその通りの意味に受け取ってしまい、ケガでもして手を回せなくなったのだろうか、などと考えてしまいます。

これは、裏を返せば、とても素直で純粋だということが言えます。世知辛い世の中、素朴で素直な大人は貴重な人材ではないでしょうか。本人は、「冗談が分からなかった」「言葉の意味を取り違えてしまった」と、いつまでもクヨクヨしてしまいますが、周囲はまったくそんなことは気にしていないものです。

いつまでも初々しさを失わない態度に周囲は親しみを覚え、「天然な人」として愛されキャラになることができるでしょう。

◉臨機応変の思考や言動が取れない

受動型、孤立型アスペルガーや、不注意優勢型ＡＤＨＤに見られる症状です。

毎日の行動パターンから外れたことがいきなり起こると、思考停止になってしまい、いつもできていたことができなくなるなどパニックになってしまいます。

パニックを起こす症状がある場合は、訓練して少しずつ抑えることが必要ですが、臨機応変に対応できないということは、裏返すとルール化されたルーティンワークには高い対応力があると言えます。

だれもやりたがらなかった単調な仕事も、一度自分の中でルール化されてしまえば、発達障害の人にとっては苦にならないどころか、むしろ楽しくて仕方がない作業となります。ルール化された物事であれば、持続させながら、さらに改善を図ることにも長《た》けているので、むしろ組織運営などで活躍することができます。

◉情緒的な情報に関心と理解がない

発達障害の人は、ドラマや小説など、人間関係の機微を扱ったものに対する想像が働きにくいという特徴を持っている場合があります。これは、人の気持ちを推し量れないコミュニケーション障害からきているもので、実際の対人関係も苦手な場合がよくあります。

しかし、情緒的な情報に関心がない代わりに、得意分野への知識欲はかなり高く、専門性に優れた知識を体系的に持ち得ていることが多いという特徴があります。また、人間関係に邪魔されずに発想することができるので、理知的、合理的に物事を考えることができます。

◉自己顕示欲が強い

多動・衝動性優勢型ＡＤＨＤや積極奇異型、孤立型アスペルガーに見られる自己顕示欲の強さは相当です。「世界は自分を中心に動いている」という間違った信念のもとに行動するので、人と衝突することもしばしばあります。融通が利かず、怒りが強いという傾向もあるので、周りの人はいちいち振り回されて大変ですが、その分、弱者を守りたいという使命感に満ちあふれている側面があります。

社会通念も高いので、「犯罪を起こすなんてもっての外」という正義感も持ち合わせています。会社であれば、部下を守る心強い上司となることもあるでしょうし、社会正義を守る警察官にも向いていると言えます。

◉不安感が強い

発達障害は全般的に、脳の器質的障害によって、脳内ホルモンであるセロトニンの作用が弱い場合が多く、不安感や恐怖が強い傾向があります。会社勤めであれば、自分のやっていることが合っているかどうか、上司に認められているかどうかが常に不安になってしまう。家庭であれば、子育てでいつも悩んでいたり、うまく育つか心配してしまう。さらに生きていること自体にも不安がつきまとってしまいます。

失敗することに対する不安から、与えられた課題を精一杯真面目にこなそうという努力は相当のものです。不安からくる責任感も強いので、仕事などを必ずやり遂げようとする遂行能力も高いでしょう。人間関係でも、嫌われないようにという思いから、細やかに誠心誠意向き合うことができるので、周囲から強い信頼を得ることができます。

発達障害だからこそ、自分の中の才能に気づく

これまで挙げた長所は、言い換えれば発達障害の人が持つ才能そのものです。発達障害に生まれたからといって、自分には何もできないと考える必要はありません。では、どのように自分の才能を見つけ、伸ばしていけばいいのでしょうか。

それには、自分の中にある、自分だけの才能を自覚することからはじめます。人は生まれてから現在までの間に、直接・間接を問わず才能を発揮して生きていますが、ほとんど気づかぬままになっています。

まずは、自分が考える自分の特徴を思いつくままにできる限り多く紙に書いていきます。自分ではマイナスだと思っている特徴も、先に挙げた通り、プラスの面となり得るので、余さずリストアップします。

僕の場合なら、「アスペルガーを持っている」「発達障害のことについて異常に詳しい」「バイトを10回もクビになったことがある」「お金や食事に対する執着が弱い」「食物アレルギーが多い」「手かざしで病気を癒《い》やせる」「マッサージがう

まい」「速読ができる」「早口になってしまうことがある」などなど。もっともっと、細かくさまざまに思いついたことを書き留めていきます。

このリストには、自分の可能性が秘められています。今度は、挙げられるだけ挙げた項目から、自分では才能とも思っていなかったものについて、なぜそう思っていたか、今まで自分でどんな判断を下していたかを思い返してみます。

例えば、「車を見ただけで何年製のどういう型かが瞬時に分かる」ということであれば、自分ではこんなことは趣味の範囲であって、実際の仕事ではまったく役に立たないと思っていた、というような自問自答があったとします。

しかし、轢《ひ》き逃げ犯を目撃したときに、この能力が発揮されれば、捜査の有力な手がかりとなる場合もあるでしょう。同じ車種でも、細かい違いで車を見分けることが容易ということであれば、中古車を購入したいと思っている人に、的確なアドバイスをしてあげられそうです。自分だけの限定的な趣味だと思っていたものが、人の役に立つこともありうるということです。

このように、丁寧に自分を掘り下げていくことで、自分の中に眠る才能をいくつも発見することができるのです。

ただし、せっかく見つけた才能は、劣等感、不安感、恐怖心、嫉妬といった否定的感情にのみ込まれやすいということを知っておかなくてはいけません。

前章でもお伝えした通り、人は防衛本能により、「才能を発揮してはいけない」とインプットされています。防衛本能は、なるべく体を動かさず、頭を使わず、エネルギーをため込んで使わない方向へと導こうとします。

この本能に逆らって才能を伸ばすためには、意思力と継続力が必要となります。才能が見つかったからといって、自動的にやる気が出てくるというものではないのです。

「英語が得意」ということが導き出せれば、その才能をもっと高めることで、自らの生業とすることも可能でしょう。

しかし、才能は、それがどんなに輝かしいものであったとしても、最初からうまく進展させられるものではありません。英語が得意だということに気づいても、そこから、他人に秀でるための努力が必要です。

そこで**スモールステップ**が有効となります（スモールステップについては第3章96ページを参照）。「英語をよりよく使えるようになるために、単語をできる限り覚える」ということであれば、毎日の生活に単語習得のための時間を取り入れます。

いきなり1日5時間勉強では、やる気がなくなるどころか、体調を崩してしまうこともあるので、最初は、今できる形に細分化して、強制的に実行します。英単語であれば、1日1単語、知らない単語を見る（「覚える」ではない）というやりやすいことからはじめ、徐々にステップを踏んでいきます。

行動を細分化することで、努力する苦痛は多少和らぎ、実行しやすくなります。そして、目標を達成したら、必ず自分で自分をベタ褒めすること。第3章では子どもに向けた方法として紹介しましたが、これは自分で自分に行っても効力があります。

実際に僕は、メールを打つのがとても苦手なのですが、1回メールを送るごとに、「吉濱よくやった、よしよし！」と両手で自分の両肩を叩いて、自分を褒めてやります。メールのやりとりは未だに得意ではありませんが、この方法で苦手意識はかなり薄くなっています。

こうしてスモールステップや自分へのベタ褒めを多用して、英単語を覚える作業は快楽を伴うことなのだという感覚を得て、慣習化させていきます。

実は、この一連の才能発見へのプロセスは、僕がニート生活から抜け出す際に、自分の才能はどこにあり、どんな仕事ができるのかを真剣に考えた経験から編み出したものです。

貯金をすべて使い果たし、どうやってでもお金を稼がなくてはいけない。しかし、すでに高校時代にバイトは10回もクビになっている。一般企業で働く能力が僕にないと分かっていたので、自分なりの仕事をつくらなければいけないと感じていました。

僕は、生まれてからの自分の経験にこそヒントがあると思いつき、小・中学校時代に使っていたノートや文集などを読み返し、当時の自分をできる限り思い出していく作業を行いました。

通っていた学校も見に行き、ビックリマンシールを眺めて、過去の自分を追体験し、連絡の取れる範囲で同級生に話を聞いたりもしました。

自分の才能にいきなり気づくことは、だれでも難しいものです。しかし、この作業で見つけた才能を活用し、自分に適した環境を見極めていくことができれば、発達障害でも、周囲から認められる仕事をすることができるのです。

発達障害の症状を仕事に活かす

ここまで見てきたように、発達障害はなんらかの才能を先天的に持っています。そこに気づいて仕事に活かす、もしくは仕事にしてしまうことで、自己肯定感を高めつつ、経済的自立を図ることができるようになります。

グレーゾーンでもそうでなくても、発達障害を持っている場合、小さい頃から、人にできても自分にできることが少ない、いつもバカにされてきた、ささいなミスが異常に多いなどから、自分に自信を持てなくなっていることがほとんどです。

自尊心が大きく損傷しているため、自分は何をやってもダメ、価値のない人間だという思い込みは激しいものがあります。

例えば、発達障害の症状のひとつに「凡ミスが多い」という特徴がありますが、これが仕事を失わせ、人生を狂わせてしまうほどの大きな要因となってしまうのです。

発達障害の人が起こす凡ミスは、「凡ミスぐらいだれにでもあること」というレベルではありません。

僕の場合で言えば、コンビニでバイトをしていたときに、100個アイスを発注したつもりが、2000個届いてしまうということが日常的に起こりました。ミスは1回だけではありません。何度も何度も、同じことを繰り返してしまいます。おかげでコンビニでの僕のあだ名は「発注王」でした。

バイトだった僕の場合は、簡単にクビを切られて終わりでしたが、これが会員で、億単位の大きなお金を動かすプロジェクトに関わっていたとしたら？

定型発達の人が年に1回起こすレベルの凡ミスを、1週間に何度も起こし、そのミスの内容も、普通では想像もつかないほどの、天然ボケでもすまされないほど常識の範囲外であったりします。

凡ミスの大小を問わず、これを毎日起こされたら？

どんなにいい人だったとしても、こんなことでは責任のある仕事を任されることはありません。だれにでもできる仕事ですらミスを繰り返すのですから。

仕事のやり方を何度説明しても同じミスをするのを見て、周囲が「仕事でやる気がないのでは」と考えてしまうのも無理はありません。

職場で出世をするどころか、凡ミスによって解雇されることもあります。発達障害を持つ人は、転職が多い傾向がありますが、ひとつにこの凡ミス多発という理由があります。

本人も、ちゃんとしているつもりなのに凡ミスを連発してしまう自分を信じられなくなり、疑心暗鬼に陥ります。それでなくても、自分だけが叱られて、呆れられるという環境では、精神的なダメージが大きくのしかかってきます。凡ミスのせいで、仕事がうまくできないことに絶望し、自殺を考えることもあります。

凡ミスだけでなく、ストレスからうつや統合失調症などの二次障害を起こし、苦しんできた人を何人も見てきました。

発達障害だからこそ、才能を伸ばし、自分に合った仕事を探す、もしくは作り出すことが重要になってくるのです。

現在は、昔と違い、会社という組織に属さなくてもできる仕事が非常に増えました。ただでさえ、発達障害は人とのコミュニケーションが苦手で、組織のルールも理解できないことも多いのですが、自営業であれば自由度が高くなり、自分の働きやすい環境をつくりやすくなります。

個人対個人の仕事も目立って増えてきました。英会話個人レッスン、運転代行業、探偵業、便利屋、ネットショップオーナー、アフィリエイターなど、以前には考えられなかった職種がどんどん生み出されています。

ネット社会が定着しつつある今、社会の変革はさらに進むものと思われます。発達障害の人にとってもチャンスが増えたことに変わりありません。

だからこそ、自分に合った仕事をどう探していくかが重要となってきます。

才能を仕事で発揮することができれば、これまで仕事で失われた自信や自尊心を回復させることが可能です。逆に言えば、才能を発揮せずに組織に依存したままの働き方は、発達障害に限らず、今後の時流とも大きく反してしまい、結果として生きることが大変になってしまう可能性があります。

ここまで才能、才能と大仰なことを言っているように思われるかもしれないですが、**才能とは特殊なものではありません。日常の、当たり前のものとして、すでに目の前に現れているものがほとんどです。**

自分で仕事の才能を発見するときには、先ほどの項にあるように自分の特徴を挙げた後、次のポイントに気をつけて、さらに絞り込んでみてください。

1. はじめて取り組んだことにもかかわらず、なんだか妙にうまい。
2. そのことに関するソフト（知識や技術）の吸収が早い。
3. 吸収したソフトを高速で高水準まで伸ばせる。
4. 円滑に美しく使いこなすことができる。

例を出すと、なぜかはじめてやった対戦ゲームで、いきなり大ベテランが操作していたるキャラを倒してしまった、必殺技を難なく出せてしまった、だれに聞いたわけでもないのにコンボ技が美しく決まる、という感じでしょうか。このような才能の発揮が、人それぞれ、さまざまな分野で起こり得るということです。

昔であれば、こんなことはお金にならない特技でしたが、現在はプロゲーマーという職業が成立していて、海外では e-sports と呼ばれてスポーツとしても認知されています。ゲームの才能を活かせる仕事ができはじめているのです。

当たり前のことだと思っていることも、どうにもならないと思っている趣味も仕事になると認識することが、才能の進展にも、将来の仕事にも大きく関わってくることがお分かりいただけたでしょうか。

その例を、少し書き出してみましょう。

○物事の段取りが非常にうまい↓秘書、キャリアカウンセラー
○事務処理が素早く的確にこなせる↓事務代行業
○人を和ませることが得意↓カウンセラー、セラピスト、接客業
○単純作業が苦にならない↓研究職、職人
○片付けが得意↓片付けコンサルタント
○歌がうまい↓営業職
○宴会の盛り上げ役↓接待営業
○手品がうまい↓営業職
○文章が得意↓セールスレター代行業、ライター
○パーティ好き↓異業種交流会主催

どんな才能がどんな仕事につながるのか、それは才能を伸ばす自分次第です。僕のところには、大きな悩みや自信のなさを抱えてくる人が大勢いますが、必ずだれにでも才能があるという確信を持って、一緒に才能を探すお手伝いをしています。

発達障害別に見た適職リスト

発達障害の人には必ずなんらかのスペシャルな才能があり、その才能を見つけ、仕事に活かすことが、症状を緩和させ、生きづらさを解消する近道だということをお伝えしてきました。

しかし、いくら才能を見つけたところで、もともとの脳の器質的障害から、不向きな職業もあります。

たとえば、ＡＤＨＤの人が、鉄道の時刻表を完璧に覚えているほど鉄道好きだから「鉄道員になりたい」と思っても、少しの仕事のミスが大事故に直結するような運輸関係での仕事は避けたほうがいいでしょう。

なぜなら、発達障害の人は凡ミスを多発させるという特徴がありますが、これが思いもかけぬところで発揮されれば、大勢の人の命が危険にさらされてしまうからです。

ほかにもいくつかありますので、『発達障害の人の就活ノート』（石井京子著、弘文堂）を参考に、向いていない職業を挙げていきましょう。

【発達障害の人に向いていない職業】

・高度な協調性や熟練した対人スキルが要求される営業、接客
・優れた管理能力が要求される人事、経理、総務
・異なる複数の要求を同時にこなす必要がある飲食（調理担当、フロア担当ともに）
・不測の事態への臨機応変な対応が求められる旅行関係
・相場が目まぐるしく変わり、即時即対応しなくてはならない金融関係（株、為替、先物、ＦＸなど）
・クレーマーなどに柔軟な対応で接しなければならない顧客窓口や予約係

逆に、発達障害だからこそ向いている職業というものもあります。ただし、才能があったからといって、いきなりすぐにその職業に就けるものではありません。なにせ現在は、定型発達でもなかなか就職できない、就職氷河期です。

対人関係が苦手、集団の中にいられないというような弱点の底上げを図ったうえで、さらに才能を発揮させなければいけないというハードルの高さはありますが、人生の目標を設定することは、症状改善のためにも有用です。

「自分はこんな職業に向いている」と知ることは、今後の仕事選びにも大いに参考となるはずです。自分を知るための一環として職業リストを活用してください。

まず、自閉症スペクトラムを含む、アスペルガーに向いている仕事を見ていきましょう。テンプル・グランディン、ケイト・ダフィー両氏が著した『アスペルガー症候群・高機能型自閉症の人のハローワーク』（明石書店）より抜粋（網かけ部分）しました。

【発達障害の人に向いている職業】

1．あらゆる物事を頭の中で映像に置き換えて考えるタイプを視覚思考型と呼びます。長期記憶が得意で、一度覚えたことを数年先まで細かく覚えていることができますが、複数の作業を同時に行うワーキングメモリーという記憶が弱い傾向があります。

このタイプに向いているのは、建築・工学製図技術者、写真家、動物の訓練士、グラフィック・アーティスト、貴金属・宝石細工工やその他の工芸家、ウェブデザイナー、ベテリナリー・テクニシャン（動物医療技術師）、自動車整備士、機械の保守管理技術者、コンピューターのトラブル処理担当者、演劇の照明監督、産業オートメーションのプログラマー、ランドスケープ・デザイナー（屋外空間をデザインする人）、生物学教師などが向いていると言えます。

2．音楽や数学のパターンで物事を考えることが得意なタイプが音楽・高等数学型です。抽象度の高いチェスや工学が得意で、数列や計算式を一目で理解することができますが、読書などは苦手な場合が多いという特徴があります。

コンピューター・プログラマー、エンジニア、物理学者、音楽家、作曲家、統計家、数学教師、化学者、エレクトロニクス技術者、音楽教師、科学研究者などが向いていると言えます。

3. リストアップが得意で、論理的思考に基づいた思考をするのが言語・論理型です。「できる人」と思われることも多いのですが、接客や営業などは苦手で、何気ない言動に反感を持たれてしまうこともあります。

ジャーナリスト、翻訳家、司書、証券アナリスト、コピー・エディター（記者が書いた文章をチェック・手直しする人）、会計士、予算アナリスト、簿記・記録管理担当者、特別支援教育の教師、図書の索引作成者、言語聴覚士、在庫管理のスペシャリストなどが向いていると言えます。

次は、ＡＤＨＤに向いている仕事をタイプ別に列記してみましょう。

【ＡＤＨＤに向いている職業】

1．不注意優勢型ＡＤＨＤに比較的向いているのは、専門的、マニアックな知識やひらめきが活かされる職業です。

これには、研究者、学者などが挙げられ、中学、高校や塾、予備校などの理数系、美術・芸術・音楽系、歴史・社会などの教師にも比較的向いています。また、人間よりもむしろ機械や物を相手にした職業調理師、調律師、自動車整備士、歯科技工士、電気技師、図書館司書、校正者なども向いていると言えます。

2．多動・衝動性優勢型ＡＤＨＤに向いているとされるのは、比較的強い刺激と変化に満ちた職業です。

警察官、消防士などは、発達障害が本来持つ正義感が発揮されるので、向いているとされます。新聞・雑誌の記者、作家、ジャーナリスト、カメラマンなどのマスコミ関係は、刺激にも変化にも溢れているので、興味の対象が次々と変わる多動・衝動性優勢型に向いています。

各種ディレクター、プロデューサーなども、広く浅く知識を得ている傾向のある性質から、向いていると言えます。

3．混合型ADHDに比較的合っていると言えるのは、視覚的な才能に長けている職業です。

カメラマン、イラストレーター、スタイリスト、漫画家、画家、建築業一般（建築・設計技師、大工など）、コンピューター・プログラマー、CGアニメーター、広告関係全般、ファッション・グラフィックなどの各種デザイナーなどは、美的感覚もあり、興味の深堀りもできる混合型に向いていると言えます。

発達障害の恋愛と結婚

仕事と同様に、人生の大きなウェイトを占めるのが恋愛や結婚です。もちろん発達障害を持っていても、パートナーと出会い、共に人生を送っている人はたくさんいます。

ただし、対人コミュニケーションが得意ではないという障害があるので、恋愛にもその影響が色濃く反映されてしまいます。

相手に一途になりすぎて、それが度を越して、いわゆる「重い」恋愛になってしまう人。逆に別れることを恐れるあまり、本音をいっさい言えず、相手にとってミステリアスな人になってしまい、信頼を得られないなど、仕事と同じように、乗り越えなくてはならない障害はたくさんあります。

とくに恋愛は、相手に合わせて行動したり、言葉に出せない気持ちなどのやりとりが発生するので、感情を察することが苦手な発達障害の人は、ケンカになってしまうことも多いのです。

さらに、発達障害同士で惹かれ合うという傾向がとても強く、実際に僕のところに相談をしにきたカップルの実に8割以上がそうでした。

同じ発達障害でも、おっとりして人に気遣いができる不注意優勢型ADHD女子は、大和撫子《やまとなでしこ》系が好きな男性に人気があり、モテます。

逆に多動・衝動性優勢型ADHD男子は、とにかく自分の言いたいことだけをガンガンしゃべりまくるという超KY傾向があるので、合コンなどでは早々に女性から圏外扱いにされてしまいます。

この恋愛時期を乗り越え、結婚してからも、障害由来の困難があります。例えば子どもを産むとなった場合、男性側に発達障害があれば、それなりに強い度合いの発達障害を持って生まれてくる確率が、そうでない場合に比べて高いことを自覚していなくてはなりません。

アスペルガーを持つ男性はモラルハラスメントや妻をなおざりにすることが比較的多く、被害者意識が高いので、妻と話し合いができず、関係が破綻することもままあります。

女性には発達障害が少ないといわれていますが、それは診断がつくほどの真性の発達障害の話です。僕の経験で言うと、グレーゾーンの発達障害を抱える女性は、男性と変わらないぐらい多いのですが、女性は無意識に人前で普通の人を演じられる器用さがあり、そうと気づかれずに大人になる人が非常に多くいます。

女性は小さい頃から「お行儀よくする」「おとなしくする」ようにしつけられている場合が多いので、人前でそのように演技することが身についているのです。

そもそも女性は、脳の構造が男性とは違うので、発達障害の症状が軽い傾向があります。

発達障害は脳内の神経伝達が過剰になっているか、偏っているかのどちらかだといわれていますが、大半は偏っているとされています。女性は、左右の脳をつなぐ「脳梁《のうりょう》」が男性より太く、左右間で情報伝達を盛んに行っています。だから、どこか脳の一部の神経伝達が滞っていても、別の部分で補完することが男性より優れているといいます。

そのため、女性のほうが症状が軽くすんでいるということが言えるのです。ただし、男性より生きやすいと思ったら大間違いです。女性同士のコミュニケーションは、駆け引きや言外の取り決めなど、複雑極まりない高度なものです。いわゆる「ガールズトーク」などは、定型発達の男性でも、まったくついていけないと思いますが、これにはグレーゾーンの発達障害を持つ女性も、本心とは違う褒め言葉などの対応に苦慮して、仲間はずれになってしまうこともあります。

これに対して、男性の会話はきわめてシンプルで、分かりやすい。そのため、発達障害の女性は必然的に男友達のほうが多くなるようです。

ここからは、発達障害で相談に来た人たちの、大人ならではの悩みを取り上げます。生きるうえでのヒントになれば幸いです。

CASE1　片付けられない

母親と姉との共依存から抜け出した娘

▽35歳／女性／受動型アスペルガー

「部屋が片付けられない」と相談に来た35歳の女性がいました。僕の講演をたまたま聞きに来て、「もしかしたら私はアスペルガーかもしれない。なんでこんなに私は繊細なんだろう。傷ついてしまうんだろう。劣等感が強いんだろう」と不安になったそうです。

相談には、初日から母親が同行してきました。父親が早くに他界した彼女は、重い統合失調症の母親と姉、ふたりの面倒を見続けており、母親は彼女にべったりと依存している様がよく分かりました。

僕は、母親を連れてきた彼女の話を聞いて即座に「あなたのカウンセリングはできません」とお断りをしました。

そして、直後に僕から彼女に電話をかけてこう伝えました。

「あなたの悩みは片付けられないということでしたが、問題はもっと根深く、お母さんにその原因の一端があります。あなたと僕だけでカウンセリングを続ければ、問題は解決できると思います」

彼女は、典型的な「共依存」を起こしていました。

共依存とは、自分と特定の相手がその関係性に異常に依存することを指します。愛情という名のもとに、相手から依存されることに無意識に自分の存在価値を見いだし、相手をコントロールして自らの望む行動を取らせることで精神安定を図ろうとする依存症の一種です。ギャンブル依存症、アルコール依存症、DVなども共依存と同じ概念が使用されています。

片付けられないという部屋の写真を見せてもらったところ、7畳の部屋にクリアボックスがうずたかく積み上げられ、使えるスペースは2畳ほどでした。彼女は物の多さに以前から悩み、捨てられるものは捨てていたようですが、やはり物はたくさんあります。

しかし、詳細を聞くと、膨大な物のうち、自分のものは10分の1程度しか持っていませんでした。そのほかは、母親と姉の私物だったのです。

母親と姉は、彼女が中学時代から揃って統合失調症になり、それから世話をして過ごすことが当たり前になっていたということでした。いつの間にか、ふたりの世話をすることが自分の存在証明となり、共依存に陥っていたのです。

カウンセリングでは、まず彼女に共依存について詳しく説明し、自分が共依存にハマっていることを理解してもらいました。このままであれば、ふたりの介護やお世話だけで年をとっていき人生が破綻してしまうこと、ふたりを中心にした生活がいかに病的でおかしいのかということを、頭で理解しなくては前に進めません。

それから、共依存に当たるであろう行動を、詳しく細かにリストアップしていきました。

家族だからという言葉が呪縛《じゅばく》になって、家を離れられずに社会に出られなくなっていく人がどんなに多いのか。家族だからこそ話が通じないことがあり、うまく利用しようという魂胆は他人に対するそれよりも数倍強い、という話を丁寧に時間をかけて説明すると、彼女は「その通りです」と過去を振り返りはじめました。

「たしかに、私のやりたいことはすべて否定され続けて、やりたいこともできずに母と姉に尽くしてきたけれど、自分には何も与えられませんでした」と言うので、「それは普通だと思う？　異常だと思う？」と聞くと「異常です」と言う。

結婚を考えた彼氏もいたそうですが、その人のことを話したら、母親も姉も猛反対したそうです。

彼女の中で一番印象として残っている記憶は、結婚したいと告げたときに母親が「私のことを捨てるの!?」と大泣きしたことだったそうです。

今考えれば、それは便利な家政婦がいなくなることが嫌だっただけで、難癖をつけていただけだったと、納得することができたようでした。

このように、スモールステップでだんだんと感情を慣らしていき、自分への快楽学習も加えて、実家から引っ越しをするなど、行動を強制的に変えていきました。

そこから論理的に関係が異常だったことを納得していくのですが、いざ、ふたりの物を捨てようとすると、やはり感情は残っているので、凄まじい罪悪感に襲われてしまったそうです。

しかし、その感情に実態はなく、共依存特有の根拠のない否定感情であることを、時間をかけて説明し、感情に浸透させていきました。

数カ月かかりましたが、共依存の状態からは抜けて、今は婚活などをして、ひとり暮らしを満喫しているようです。母親から「世話に来て」と電話が来ても、ほとんど無視できるようになっています。

また、母親と姉も、依存先がなくなったことで、自分のことを自分でできるようになり、統合失調症の症状が改善されたという、うれしい状況の変化もあったようです。

CASE2 繊細すぎる

繊細の裏にある劣等感を取り除く

▽28歳／女性／不注意優勢型ＡＤＨＤ

少しでも相手がつまらなそうな顔や不機嫌そうな顔をしただけで、ひどく傷ついてしまうという女性。相手がつまらなそうなのは私のせいだと思いつめ、罪悪感でいっぱいになってしまうそうです。

彼女の思い出には、関係ない人が大ゲンカしているのを見て、思わず「私が悪いんです、ごめんなさい！」と言ってしまった場面があるそうですが、これは、劣等感が異常に強いことが原因であると見受けられました。

繊細は、劣等感の裏返しです。例外はありますが、繊細イコール自尊心が損傷しているということです。自尊心が傷だらけということは、生傷を抱えているようなもので、そこに触れたら痛い。自分に自信がなさすぎて、自分は無価値な人間だと思い込んでいる人は意外と多くて、とくに女性には多く見られる傾向です。

例えば、ゆるい同僚の飲み会でも、自分は座っているだけでは許されない、何か人に奉仕しないといけないという強迫観念のようなものがあり、できうるかぎりの気遣いをしようとします。そして、気疲れしてしまう。

彼女の場合、発達障害が邪魔をして、仕事の効率も著しく下げていました。優秀なライターとして仕事は丁寧でしたが、劣等感からか、過剰に仕事を抱え込んで、人に振るということができず、いつも強い疲労を感じていました。

また、完璧主義なところもあり、普通の人が30分で書けるところを、徹夜してでも納得がいく原稿を書き上げようとして、無理を重ねまくっていました。

不注意優勢型の彼女は、体が弱いという障害を先天的に持っていたので、好きな仕事ではありましたが、激務のライターは向いてないことが分かってきました。

まずは彼女の劣等感を薄くしていくために、なぜそこまで徹底して気を使ってしまうのか、あるいは感謝されないと落ち込んでしまうのか、という心理構造を頭で理解してもらうために、丁寧に説明しました。

もちろん、それだけで解決することはないですが、わけが分からなかったお腹の痛みが食べすぎだと分かって薬を処方されると安心することと同じで、構造を理解すると、それだけで気分がすっきりします。こうなれば、効率的な対策を立てることができるので、行動療法に移ることができます。

何の説明もなく「気を使うのをやめなさい」と言われたところで、「なんでやめなきゃいけないの?」と納得できない。だから、加藤諦三《かとうたいぞう》氏やコフートの本をすすめ、読んでもらいました。僕の理解では、劣等感の心理についてよく書けているという解釈からです。

それから、自分は関係ないのにだれかが怒られていることに対しておびえてしまうクセ、他人のフォローに一生懸命になって自分のことが疎《おろそ》かになってしまうクセ、何かを説明しているときにやたらと相手の表情を窺ってしまうクセ、会食があるときには事前にしゃべることをリストアップして、会食が終わったあとに言ったことをいつまでもクヨクヨ悩むクセなどをやめてもらうように指導しました。

これは具体的に何をするかというと、会食のあとの悩み続けてしまうクセであれば、考えようとするときに、マントラでも何でもいいから別の言葉で脳をいっぱいにしてしまうという方法がひとつ。

もうひとつは、「普通、そこまで考える人はいない。これは病的な神経症由来の考えで、私の本来の考えではない」と何度も自分に言い聞かせるということ。あとは、過去、本当に自分は飲み会でただ座っていただけで嫌われたことがあるのかを自問自答してもらいました。

当然、嫌われているはずがありません。こうやって状況に合わせて、ひとつひとつのシチュエーションをつぶしていくことで、不安を取り除いていくのです。

彼女はこうした不安をスモールステップで取り除いていき、仕事に関しても、自分の特性を見直して、高級ホテルのスタッフに転職することができました。

あまりにも気遣いしすぎるという短所は、同時に、細やかなことにすぐに気づくという長所でもあります。さらに人のお世話をするのが好きという性質に気づき直して選び取った職業でした。現在は、ブログなどで好きな文章を書きながら、生き生きと仕事に邁進《まいしん》しています。

CASE3 被害者意識が強い

怒りと被害者意識をコントロールできるように

▽48歳／男性／受動型アスペルガー、多動・衝動性優勢型ADHD

夫は自営でスタイリストをしていて、妻が事務でそれを支えているというカップルが相談に来ました。

最初は、「仕事は十分に回っているんだけど、もっと増やしていきたい」という相談でしたが、聞くと、順調に仕事はあるのに今後の経営について不安が大きく、人間関係に気を使っているのにトラブルが多くて関係が決裂してしまうことも悩みだと打ち明けてくれました。

夫は、受動型アスペルガーが全体の8割、多動・衝動性優勢型ＡＤＨＤが2割という発達障害を抱えていました。受動型のアスペルガーはのんきで気が長い、というイメージがあるかもしれませんが、そうではなく、アスペルガーは基本的にみんな短気です。そして被害者意識が非常に強い。

仕事の悩みで相談に来たはずですが、妻に話を聞くと、「夫とはこれ以上やっていけないかもしれない」という告白をしはじめました。

妻は、よかれと思って仕事上のアドバイスをすることもあるのですが、夫は、どんなにそれが正論でも、責められたという認識になって、激怒するというのです。ふたりの将来にとって前向きな話をしようとしても、妻が自分を責めている、なじられていると脳内変換して、話し合いにならなくなってしまう。そんな夫の態度が治らないようなら、離婚も視野に入れているということでした。

これは、仕事の相談もそうですが、まずは夫の強すぎる被害者意識をどうにかしないといけないので、そちらから取り組みました。たぶん、取引先がなくなってしまうというのも、この強すぎる被害者意識が原因なのでしょう。

まず、夫に「妻からの言葉で責められたと感じた言葉集」を作ってもらうことにしました。僕の目から見ても、リストのほとんどがただのアドバイスでしたが、夫は、自分が正しいという認知のもとに責められた言葉を書いているようでした。

夫が怒りを感じた言葉は、どれだけ普通の言葉だったか、いかにその認知がずれていたかを確認するために、今度は普通の認知を持った友人などに、この言葉集を見せて、責められているかを判断してもらいました。

こちらが用意した人ではなく、夫が自分で選んだ数人に聞いてもらってくると、当然、全員が「この言葉は怒るべき言葉ではないですね」と反応したそうです。

これで、夫は自分の認識が人とずれていることをはっきりと自覚することができました。こうなれば、自分の行動や言葉、認知について改善していこうという気持ちが湧いてきます。

大半の人は、自分の認知が異常だとは露ほども思わないので、改善という話にすらなりません。だから、回りくどいかもしれませんが、他人の認識を知るには、この方法が効果的なのです。

夫には、まず、怒りの症状を抑えてもらうために、普段の当たり前の妻の行動に感謝をしてもらうようにしました。自分が仕事を続けられるのは妻のおかげであるという認識を新たにしてもらうのです。

妻とは、アドバイスをするときに、過去のことをほじくり返さないという取り決めをしました。そして、話し合いをするときには、まず、「これからふたりにとって前向きな提案をする」という宣言をしてもらいます。

それから、発言者がボールを持ちます。ボールを持って話すことで、アドバイスもボールがクッション代わりになってくれるので、相手は自分に向かって直接言われている気がしなくなってくる。できればボールはふわふわしたものがいいですね。ボールでなくても、ふわふわと丸いものであれば、ぬいぐるみでもかまいません。

この緩衝を入れたことによって、お互いの未来について情報を仕入れているという意識が芽生え、自尊心に向かって直接言われたという被害者意識が薄らぎます。

これで、ほぼ毎日だったケンカは2週間に1回程度に抑えられるようになりました。夫は、怒りをある程度コントロールできるようになり、被害者意識は完全にはなくなっていないものの、こちらも意識して抑えられるようになってきています。

ここに来る前より、収入は40パーセントほど上がり、妻は夫にかかりきりになることが少なくなり、メイキャップ技術を活かして自分の仕事を増やし、独立できるほどの収入を得られるようになったということです。

CASE4　真面目すぎる
ひとりバカを実行して友達づくりに成功

▽49歳／男性／孤立型アスペルガー

年商50億円を稼ぐ自営業者で、仕事では大成功を収めている男性が、「友達ができない」ということで相談に訪れました。

彼は、真面目型のアスペルガーで、神経症も強く入っていました。過集中型のワーカーホリックだったので、ここまで仕事を大きくできたのでしょうが、度がすぎた真面目ぶりは、周囲の人も引いてしまうレベルでした。友達どころか、仕事付き合い以外で一緒に飲みに行く仲間すらいないといいます。

神経症的な要素が強すぎるせいで、不安や心配が常につきまとい、責任感の大きさから、とにかく過剰性能を追い求めて、人生のすべてが仕事というぐらい働いていました。

これでは自分の人生の楽しみがないと考えるのも当然です。

まずは、「このままの働き方では5年後には体が壊れているよね」という話をして、神経症的な症状をなくす行動療法をはじめることにしました。ただ、会社を大きくできた要素のひとつが神経症的な仕事ぶりにあるわけですから、全部否定してはいけません。

自分が苦しまない範囲で減らしていく必要があるということで、ローカーボ食を取り入れ、低血糖改善に取り組んでもらいました。

そして、バカ真面目をせめて真面目にするために何をしてもらったかというと、

「ひとりバカの実行」です。

神経症は感情を表すのが苦手なので、いかにバカになれるか、ふざけられるか、そしてお上品な言動を減らせるかがカギです。

彼には、家で「エアボーカル」をやってもらうことにしました。「家でやるから、だれも見ていないよ」と言ってやってもらうと、これが意外に楽しかったそうで、うれしそうにヒムロック（氷室京介）を歌い上げたことを報告してくれました。神経症的な人はストレスも人一倍多いので、ストレス解消につながったこともよかったかもしれません。

また、彼は、だれに対しても品のある礼儀正しい言葉しか使いませんでした。飲み会に行っても、相手が砕けた話し方をしても、膝《ひざ》ひとつ崩さず堅苦しいまま。相手は、「この人は自分と友達になりたくないんだな」と考えて当然です。

しかし彼は、自分に魅力がないから友達にもなってくれないと考え、さらに神経症が悪化してしまう。そこで、あえて下ネタを言ってもらったり、若者言葉を使ってもらったりして、砕けた調子に慣れてもらうことにしました。

それでも真面目さがなかなか崩れなかったので、彼の強すぎる罪悪感を利用して、こう言いました。

「あなたの品行方正さは周りにとって迷惑以外の何物でもない。あなたは周りに迷惑をかけてきたんだよ？　それでもそのままの態度でもっと迷惑をかけるの？」

他人に迷惑をかけることを最も嫌う神経症の人だからこそ効くセリフです。彼は、品行方正はときに人に迷惑をかけると知って、砕けた態度をようやく身につけることができたのです。

彼の羞恥心もそうとうのものだったので、僕もやったことがあるのですが、ナンパの荒行にも連れて行きました。

僕の場合は客室乗務員や高級ホテルの受付嬢に自分の個人アドレスと名前を書いた名刺を40人ばかり渡してきたのですが、だれからも返事がこなくてさすがにへこみました（笑）。彼にも同じことをさせると、10人やって1人から連絡が来た。これで、女性に声をかける度胸もつきます。

これまでは、女性から「普段どんなところでお食事されているんですか」と聞かれたら、真面目に「私はいつもは会社の近くの〇〇と、自宅近くの〇〇、〇〇で食事をとります」なんて返事をしていた。女性からの食事の誘いに自分から引いてしまっていた。ずっと彼女や友達が欲しいと思っていたにもかかわらずです。アスペルガーには、こうやって壁を作ってしまう傾向がありますが、彼もその傾向を持っていました。

こうして徐々に、スモールステップで神経症的な壁を取り除いていきました。普通に女性と食事に行くようになり、友達も2、3人ほどできるようになるまでにかかった期間は2年ほどです。的確な方法さえ取れれば、短期間でここまで変わることができるのです。

CASE5 怒りが抑えられない

対人緊張が高じた怒りを認知療法で緩和

▽23歳/女性/孤立型アスペルガー、混合型ADHD

最初に相談に来たのは、彼氏のほうでした。彼は、障害者認定をもらっていたのですが、どこに相談に行っても診断がしっくりこないので、僕のところを訪れたとのことでした。

はじめは情緒不安定、仕事のミスの多さを相談していたのですが、彼女の話になったときに、とにかく短気で困ると話し出したのです。

彼女は普段、臆病で緊張が強く、周囲に対してもビクビク、オドオドする対人緊張を抱えていました。過剰に気を使ってしまうので、いつも倦怠感《けんたいかん》に襲われている一方、とにかく場所もかまわずブチ切れてしまう。

バイト先では上司にも切れてしまうほどなので、バイトも続かない。

一番の問題は、彼の前では怒りが制御できず、終始切れまくっていたということです。彼も彼女を愛していたそうですが、さすがに会うたびにこれでは疲れてきてしまい、どうにもならない状態になっていたということでした。

「一度、彼女を連れてきてみては？」と言ったところ、彼と一緒に現れた彼女は、やはり対人緊張が強く、僕の前でオドオドしていました。

彼女に、「怒らないような練習を我流でいいから何かしましたか？」と聞くと、「ひたすら怒らないように自分を諫《いさ》めることだけしかやってこなかった」と言います。

「だけどやっぱり怒ってしまって、とくに彼に対して激しく怒ってしまう」ということで、自己嫌悪が激しく、抑うつ症状も出ているようでした。

この状態では、怒れば怒るほど情緒が不安定になり、悪化してしまうだけでした。

そこで伝えたのは、「怒ってしまったら、その場ではあきらめてください」ということでした。怒ったあとにその場で何か対策を考えても意味がない。彼女の場合は、怒りが生じてしまう根本と考えられる、対人緊張などのストレスを取ることから、対策をはじめてもらいました。

1つ目は、今まで怒った出来事を思い出してもらってリスト化し、再度ロールプレイすること。そのときに、「それは本当に怒るべきことなのか」という質問を挟んで、冷静に振り返らせたところ、「ここでは怒るべきところではなかった」という認知が生まれてきました。

2つ目の対策は、怒りそうになったら自分自身でタイムアウトをしてもらうことにしました。怒りそうと思ったら、まずその場から離れる。外に出てもいいし、部屋の端に行くだけでもいい。

これも冷静になることで、その場での瞬間的な怒りがなくなる効果があり、さらにその場で「ここは怒るべきところだったか?」と自己質問してもらいました。

3つ目は、彼や周囲に対して、「私が切れたときは、相手にしないでほしい」と自分から伝えるようにしてもらい、周囲からのタイムアウトも採り入れました。

これで、1カ月のうちに3週間は切れていたというすごい状態が、1カ月に2回ぐらいに激減させることができました。もちろん、ビタミンB群の大量投与やローカーボなども組み合わせてのことですが、効果はてきめんでした。

緊張ストレスの高さが攻撃性を生むというサイクルはなくなり、彼女は今、自営で仕事をするようになっています。「怒ることは、最近まったくなくなった」と彼も彼女も喜んでいました。

第5章

発達障害という個性

――生きづらさから解放されるには

日本には体系化された治療法が存在しない

ここからは、僕がセッションと呼んでいるカウンセリングについて、やり方と内容を詳しくお伝えしていきます。

僕のところには、ネットでアスペルガーチェックなどをして、「そうではないか」と心配になってくる人や、すでに診断を受けて来る人など、さまざまな悩みを持った人が訪れます。診断を受けて治療をしたのに、まともな改善が得られなかった人が新しい意見を求めてくるパターンもあります。

アスペルガーは恐怖心が強いので、カウンセリングを受けに来る勇気がなかなか出ないものですが、自著を出してからは、また人数が多少増えました。継続してカウンセリングをしていくので、予約は常にいっぱいです。今は、3カ月に1回というサイクルで予定を回しています。

日本では、発達障害に対する体系化された方法がまだないので、治療を受けている人でも、何かしらの物足りなさや、改善を得られないという感覚があるようです。精神科、心療内科では投薬しかしてくれないので、自分がよくなったかどうか分からないと訴える人もいます。

子どもを通級に通わせているのに、対応ができていなくて療育が進まないという相談もあります。

ここに来てもらったら、最初に一番困っていることを聞いて、本人（子どもの相談であれば親）と一緒にどこから取り組むかを決めていきます。

一番困っていることを聞いていると、たいていはひとりにつき10個ほどの悩みが出てくるものなので、それらを整理しつつ、解決のための優先順位を決めていきます。

順番は本人に決めてもらう場合もありますが、こちらから見て、まず取り組まなくてはいけない問題箇所があれば、そこを指定することもあります。

例えば、**「友達をつくりたい」という相談**であっても、話を聞くと糖質の摂りすぎで、明らかに低血糖を引き起こす食べ方をしていた。この低血糖によって神経症的な状態になり、対人恐怖が出て、周囲とうまく溶け込めなくなっていたことが原因ということが分かったとします。

でも本人は食事が原因だとまったく気づいていないわけですから、友達づくりのコツを聞こうとします。そこでまず、「低血糖から直していきましょう」と、本来の目的のために別のアプローチを提案することもあります。

また、これも実際にあった話ですが、**「私アスペルガーかもしれない」と相談に来た女性**の話を聞いていたら、共依存をベースに恋愛依存に陥っていたことが分かり、さらにその共依存先の彼氏に、けっこうな頻度で殴られていたことが判明したケースもありました。

これには、アスペルガーかどうかという話の前に、「まず逃げてください」とアドバイスしたこともありました。

『ドラえもん』のジャイアンのように暴れる子どもの相談に来た母親の話を聞いていると、まずは多動症が見られる子どもの体づくりの前に、母親の子育てがあまりにも下手だということが分かったケースもありました。

この場合、先にタイムアウトやブロークンレコードなどの療育テクニックを教えて実行してもらい、親子共々落ち着いてから、ローカーボなどの体づくりのアドバイスをはじめました。

典型的なアスペルガーを持つ人が、**「仕事で評価されない」と悩んで相談**に来ましたが、一度に複数のタスクをこなす同時並行処理ができないにもかかわらず、仕事は思いっきり同時並行処理を求められる内容だったこともありました。

アスペルガーの症状に加えて、適応障害が出はじめていたので、そもそもアスペルガーの症状にはどんなものがあるのか、どれだけ今の仕事が向いていないのかを延々と教えたこともありました。

この人の場合、仕事を継続するという方向ではなく、仕事をどう変えるか、変えるとしたらどんな仕事が向いているかを考えて、提案しました。

このように、まずは1回目のやりとりで、だいたい大枠の対策を立て、本人にも納得してもらいます。何回来ればどの程度目標が達成できるかを伝え、続けられると判断してもらったら、次のセッションまでに、やらなければいけないことをいくつか約束してもらいます。

そして次のセッションでは、だいたい約束したことができていない場合が多いので、失敗しないようにするにはどうしたらいいのかを練り直し、できるところからスモールステップで積み上げていく。

例えば、**多動症の子ども**に対して、「お菓子を控えさせてタイムアウトをやってみる」という約束をして帰ってもらった母親は、「うるさくてかなわないので、黙らせるためにお菓子をたくさん与えてしまった」と失敗を報告してきました。それを踏まえて、子どもがうるさくするときはどんなときだったのか、お菓子のほかに子どもが好きなものは何か、などを細かく聞き取り、子どもの状況に合わせて、やり方を修正していくのです。

発達障害であれば、自分で気づいていないだけで、あちこちに障害を抱えているので、障害の部分を目立たなくして、その人が本来持っている才能を伸ばすという段階に行き着くまでに、セッション回数は30〜40回ほどが目安となります。

継続的にセッションを受けると決めていただいたら、本人への課題とともに、医療機関でいくつかの検査を受けてもらいます。

数値による把握が重要なカウンセリング

「発達障害かもしれない」という相談が主なので、まずは、アスペルガー診断テスト、成人向け知能検査であるWAIS－Ⅲや、田中ビネー式V、児童向けの知能テストWISC－Ⅲ、幼児向け知能テストWPPSIなどの発達障害の検査がひとつ。

それから、肉体的な健康値を計るために、セロトニン、ドーパミン、アドレナリン、ノルアドレナリンなどのホルモンや、乳酸等の代謝物質の血中濃度測定。ヒューマンカロリーメーター測定で基礎代謝を、5時間糖負荷検査で糖代謝の状態を調べてもらい、分子整合栄養医学に基づいた血液検査も行います。最近では遅発性アレルギーの検査も入れています。

本人の状態を数値的に把握しておくことで、数回のセッションのあとに、数値による改善値を目で確認することができるようになります。ほとんどのカウンセリングでは、目に見える成果を提示することはありません。

成果が見えなければ、ほかのあやしげなヒーリングやスピリチュアルと変わりがなくなってしまいます。目に見える成果は、さらにやる気を起こさせてくれる魔法の薬でもあるので、本人にも分かりやすく結果に示すことを心がけています。

そもそもアスペルガーや不注意優勢型ADHDの人には、素直で真面目という性質があるので、課題を提示すれば、一生懸命それに取り組んでくれる人がほとんどです。

しかし、なかには猜疑心ばかりが大きくなり、人の揚げ足を取ってばかりいる粘着性のある発達障害の人もいます。何を言われても反論ばかりして、アドバイスに決して頷かず、「無理」「できない」とまるで駄々をこねる。

これでは僕もどうしようもありません。こういう方が残念ながら全体の2〜3割の確率でいますが、「僕のところでは改善は望めないと思います」と言って、お引き取りいただいています。

セッションを継続して受ける場合、必ず成果を出さなくてはいけません。それには環境圧力（後述します）を働かせる必要がありますが、僕の指示に従えなければ、環境圧力は発生しないので、目標を達成することはできなくなります。それくらいの強制力がなければ、発達障害を克服することはできないのです。

発達障害を克服するプロセスとは

相談者の困っていること、そして体の状態が把握できたら、さっそく具体的に内容を詰めていきます。

順番は前後することがありますが、発達障害を克服するプロセスは次の通りです。ひとつひとつ説明していきましょう。

- 知識獲得
- 食事改善
- 肉体強化
- 環境圧力の設定
- 行動療法
- 自己暗示による認知の是正
- 環境を設定する

・才能の発掘、進展、活用

◉知識獲得

発達障害改善の重要な部分となるのが、知識の獲得です。発達障害といってもさまざまなタイプがあります。例えば、自分がアスペルガーだと知ったら、アスペルガーに対する勉強をとことんしてもらいます。

アスペルガーとは、どういう症状を多く持つようになるのか、どんな状況になると二次障害を引き起こすのか。アスペルガーを持つ人のブログを読んで、自分なりに体系化してもいいでしょう。

どんな仕事が向いているのか、向いていないのか、アスペルガーの脳の器質的障害には主にどんなものがあるのか。

アスペルガーの症状だけでなく、自分の体質にも気を配る必要があります。疲れやすいのか、怒りやすいのか、劣等感が強いのか。それによってもたらされる感情の変化はどういうものがあるのか。

人間にとって、未知は恐怖と同義です。発達障害の場合、周囲と同じことができなかったり、なぜかミスを繰り返してしまったり、普通のことを言っているつもりなのに周囲にドン引きされてしまったりと、自分のことなのに、自分自身がよく分からないという状況に置かれます。

これが正体不明の恐怖となって襲いかかり、引っ込み思案になったり、最悪は引きこもりになってしまうこともあります。

大人で発達障害を持つ人は、多かれ少なかれ、みんな自分に対して未知の部分を抱えています。以前来たグレーゾーンの発達障害の人に、「あなたにはアスペルガーが少し入っていますね」と告げたところ、心底ホッとした様子で、「これで長年の謎が解けました。私のわけの分からない部分は、アスペルガーの症状が引き起こしたものだったんですね」と言いました。

彼女に限らず、これまでモヤモヤとした疑惑を持ち続けてきたグレーゾーンの発達障害の人は、みな一様に、発達障害だと告げられると、顔に安堵の色を浮かべます。自分の未知の部分を知ることができて、納得できたということでしょう。

だから、自分の状態を詳細に調べ、知識を得ておくことが必須となります。

また、発達障害の人は自己認識が甘く、自分を客観視することが苦手です。そのうえ、自分の行いが絶対的に正しいという思い込みがあるので、ズケズケと本音を口に出して、しかも、それが人のためになると勘違いしているフシがあります。

上司に「その企画書は不備が多すぎますね。考え方が甘いんじゃないでしょうか」と本気で言ってしまう。部下である自分が言うことではないという認識が足らないために発してしまう言葉です。

あるいは、「俺ってけっこうイケてるほうだよね」としゃあしゃあと言ってしまう。本人はこれでも控えめに言ったつもりですが、周囲は本人とのギャップにドン引きです。「理想の自分はこうだ」という思い込みが「自分は理想的だ」と脳内変換されているので、毎日鏡で自分を見ていても、客観視できていないのです。

こういう間違った思い込みも、「自分は発達障害を持っていて、状況をいいように捉えてしまう」という正しい知識があれば、行動や認知を直していくことができます。

まずは、自分自身の障害について知識を得ることが、発達障害を克服する第一歩となります。

◉食事改善

一般的に現代人は栄養不足といわれますが、発達障害の場合、それに輪をかけて栄養不足に陥っています。これは発達障害の人に腸粘膜の働きが弱い人が多く、栄養素を吸収する能力が低いことも関係しています。

発達障害の人は慢性疲労症候群を抱えていることも多く、疲労回復には常に各種ビタミン、ミネラル、アミノ酸などの栄養素が大量に必要となるので、慢性的な栄養不足となっています。基礎代謝や糖代謝の異常が現れることの多い発達障害には、代謝に必要な必須栄養素がさらに多く必要なのです。

僕がニートだった頃に自ら試して劇的な改善が得られたことから、**発達障害の人にはサプリメントの使用をすすめています。**サプリメントであれば、日々の食事から満たすことが難しいビタミンB群の大量摂取も可能となります。

とくに摂取してほしい栄養素はビタミンB群。ビタミンBは、複数種類を同時に摂取することで、複合して代謝を助ける働きを持っています。

ビタミンB群には、B_1、B_2、ナイアシン、パントテン酸、B_6、B_{12}、B_{13}、B_{15}、ビオチン、コリン、葉酸、イノシトール、PABAなどがあります。これらが、エネルギー供給や老廃物を代謝させ、疲労を軽減させてくれるのです。

ほかにビタミンE、鉄、亜鉛、EPA（不飽和脂肪酸）なども不足しがちなので、その人の状況に合わせてサプリメントで補うことをすすめています。

僕の場合で言えば、ビタミンB群をだいたい150ミリグラム、ビタミンB_6が500ミリグラム、ナイアシン3グラムを1日で摂っています。

相談者にすすめるときは、1日にビタミンB群を50から100ミリグラム、金銭的に問題がなければ、ビタミンB_6とナイアシンを共に500ミリグラム摂るように伝えます。

この量は、専門家が見ても「多いんじゃないか」と突っ込みが入るのですが、発達障害の場合、吸収率が悪く、大量の栄養を消費するので、これでも足りないぐらいなのです。

ビタミンB群のサプリメントには、大量に摂取したときの口内炎以外、副作用や過剰症はありません。できれば口内炎が出ない範囲でなるべく多く摂ってほしいと思っています。

このように一度に多くの栄養素を摂るためには、日本製のサプリメントは単価が高く、含有量が少なすぎるので不向きです。僕はアメリカ製のサプリメントを個人輸入業者から購入しています。アメリカ製は1ビンあたりの量が多く、1粒あたりの含有量も日本製品の10倍以上のものもあります。

サプリメントを買うときに気をつけたいポイントは4つです。1粒あたりの栄養含有量が多いもの、添加物がなるべく少ないもの、天然原料で作られているもの、吸収率がなるべく高いものを選んでください。

そして、僕のところでセッションを受けてもらう場合は、必ずローカーボを実行してもらうので、不足しがちなたんぱく質を良質なプロテインで補ってもらいます。これも、アメリカ製のものは無添加オーガニック製が多く、日本の4分の1の値段で買えるので、おすすめです。

こうしてサプリメントとプロテインを飲んで、栄養を補っていきつつ、前章でも説明した糖質制限食であるローカーボを採り入れてもらいます。

糖質は、消化されるときにビタミンB群やたんぱく質を大量に消費します。さらに、糖質を摂ると血糖値が上がるので、それを抑えるためにインスリンが分泌され、イライラなどの症状を引き起こします。

糖質の摂取が発達障害にとってダメージとなるのは、やる気ホルモンといわれるセロトニンの分泌などが機能不全になり、セロトニン不足となることです。やる気が出なくなって体がだるくなり、情緒も乱れてしまうことから、発達障害の症状をさらに助長してしまいます。

相談に来る人には、その人に合ったところからローカーボをはじめてもらっています。いきなり糖質を抜くのではなく、1日のうち1食だけご飯を抜くなど徐々に行っていくことで、糖質依存になっている体を中から変えていきます。

◉肉体強化

食事内容を見直し、サプリメントなどで体内の栄養状態を整えると、ほとんどの人がそれだけで劇的に情緒が安定し、だるさや疲れが改善します。

この状態にまで持ってきたら、体癖《たいへき》を正し、運動を採り入れてもらいます。体癖の矯正については、あまりにも目につく変な体癖があった場合、一番最初に教えることもあります。

発達障害の人の多くは、筋肉の一部がこわばっていたり、動作が不自然、姿勢が悪いというような体癖を持っています。

これは僕がそうだったのですが、一日中ごろごろ寝て過ごしていたところに、いきなり筋トレをはじめて、体を壊してしまったことがありました。僕の体には大きな歪みや、変な姿勢のクセがあったらしく、体幹も非常に弱っていたようなのです。筋肉がつきはじめると、体のバランスが崩れ、ひどい腰痛で歩くことが困難になってしまいました。

僕は、黒田恵美子さんというウォーキング講師に正しい姿勢と歩き方を学んでから、あらためて筋トレをはじめたおかげで、長時間立っていても座っていても疲れない体を手に入れることができました。

日本人の多くは、下半身を内旋させて歩く、いわゆる内股《うちまた》で、X脚の原因ともなります。女性は8割以上が内股で、最近は男性もかなり増えています。

女性の典型であるX脚の弊害は、見た目や歩き方だけではなく、病気を引き起こしてしまうほど大きなものです。

まずは、骨盤が後ろに傾くから、反り腰になる。反り腰は常に腰を圧迫するので、腰痛やぎっくり腰になりやすい。ちょっと立っているだけでも、すぐに疲れるという人は、この反り腰になっている可能性が高いのです。

反り腰だと、体幹をまったく使わないので、おなかがぽっこり出てしまう。腹筋をしても、腹部の上側しか使わないから、下腹はへこまない。

そして、だいたいの場合、反り腰の女性は姿勢がよすぎるので、背中を覆うようについている脊柱《せきちゅう》起立筋が張って、やたらに凝ってしまう。この凝りが肩にある僧帽筋に伝わって、首の横にある乳突筋まで伝わり、首の横を流れる太い血管を締め付けてしまいます。

こうなると、脳への血流が大幅に落ちて、うつになる可能性もあるし、前頭葉の働きも弱まることから、情動をつかさどる扁桃核が暴走して、情緒不安定を引き起こします。脳の血流が低下すると疲労を招くので、慢性疲労症候群となることもあります。

この状態で放っておけば、後々には、認知症の引き金にもなってしまいます。

もうひとつ困ったことに、反り腰は胸を反らせている状態なので、呼吸が浅くなります。実際にちょっと前屈みになって呼吸をしてから、胸を反った状態で呼吸をしてみるとすぐに分かるでしょう。

浅い呼吸は酸素不足となり、ミトコンドリアのATP産生能力を大幅に落としてエネルギー不足を招いてしまうので、とくに発達障害の人は避けたい体癖です。立っているだけでもこれだけ不調のもとになってしまいますが、歩くとさらに問題が出ます。まず、膝に変な圧力がかかるので、膝を壊す可能性があります。足の外側しか使わないので、太ももがどんどん太くなっていきます。

内旋で歩くと、ふくらはぎと太ももの後ろの筋肉を使うことができないのも問題です。ふくらはぎは第二の心臓と呼ばれ、血液を上半身に送る働きがありますが、これができない。結果、心臓がその分過剰に働くことになり、歩くだけでも体への負荷が高くなります。

アスペルガーは基本的に疲れやすいですが、間違った姿勢や歩き方であれば、さらに疲れを呼んでしまいます。

正しい立ち方は、足の親指で地面をつかむように立ち、かつ、ヘソから3センチ下のあたりを前方斜め上に引きあげるように姿勢を整えます。つま先は、内旋の強い日本人は少し開き気味に。膝頭は、真っ正面を向くようにして、腰を反らさず、下腹部に力を入れてお腹を引っ込める。胸は張るのではなく、少し前に落として、肩甲骨を軽く前に滑らせる。

正しい歩き方は、肩を反らしすぎず、少し前に傾斜させ、腕は前に振るのではなく、後ろに振る。こうすると、腕を後ろに振った推進力で前に進みやすくなります。膝頭は正面に向けて、足の親指で地面を蹴《け》って、ふくらはぎの筋肉で脚を前に進めます。

最近は、疲労感、抑うつの改善や、脳への酸素供給を図るために、深い呼吸をするための方法も教えています。女性の場合は腹式が向いていないので、胸式をすすめています。

こうして、体癖を直すレクチャーをやりつつ、なんらかの運動をはじめてもらいます。継続しやすいのは、早足ウォーキング、縄跳び、踏み台昇降、エアロバイクといったリズム運動です。これを週3回、30分程度できるように指導します。

◉環境圧力の設定

発達障害の人は、一度スイッチが入ってしまえば、継続的に物事を続けることはそんなに苦になりません。しかし、もともとやる気ホルモンであるセロトニンが不足していることもあり、監視の目がないとすぐに怠けようとします。

だから、僕のセッションでは、やらなければならない状況に相談者を追い込みます。例えば、前回までの課題ができていなかったら、かなりしつこく相談者を問い詰めていきます。

「なぜできなかったんですか?」「すみませんではなくて、なぜできなかったかと聞いているんです」「次はちゃんとします、ではなく、なぜできなかったのかを聞いています」

こんな調子で、決して怒鳴るわけではないのですが、課題をやってこなかったら吉濱は怖い、という状況をつくります。この恐怖が「環境圧力」です。今までダラダラと生活していた人はとくに、やるまでに時間がかかったりします。やらないとあとで怖いと思わせることにより、結果として課題をやりやすくさせているのです。

環境圧力は自分自身でも設定することができます。例えば、部屋が片付けられなくて、自分でどうにかしようと思ったら、「1週間後までに部屋を片付けなかったら、汚い部屋を晒《さら》します」とSNSで宣言してしまう。汚い部屋を晒せないという羞恥心を利用して、目標を達成させるように自分を仕向けます。

また、「できなかったら罰金として、だれかにご飯をおごる」というような金銭的な強制力を設定するのも、環境圧力としてはよく効きます。

◉行動療法

ここで言う「行動療法」とは、生活習慣を徹底して整えていくということです。発達障害を克服していく取り組みを療育と言いますが、規則正しい生活を送ることにまさる療育は存在しないと思っています。

成人の場合であれば、改善しなくてはいけないことが山積みで、いくら時間があっても足りません。

食事指導と体癖是正が進んできたら、一日の行動をタイマーを使って細かく計ってきてもらいます。

朝は何時に起きるのか、それから何分トイレに行くのか、顔を洗う時間、朝食を食べる時間、通勤時間、仕事内容、昼食内容、帰宅してからの行動、すべてを事細かに報告してもらい、それについてひとつひとつ検証していきます。

例えば、「朝起きる時間が遅いね」「通勤電車の中でスマホのゲームをやっている時間、これは無駄じゃない?」「家に帰ってきてからのこの空白の2時間は何?」など、無駄にしていた時間の使い方を認識してもらい、余った時間を圧縮して、一日にどれだけの時間を自分の才能の進展に使えるのかを意識させます。

人間は「心を変えれば行動も変わる」のではなく、「行動を変えると、心、思考、感情、意識が変化する」ものなのです。

行動とは、プラスの生活習慣にほかなりません。僕が推奨する生活習慣には、次のものがあります。

・逆運動興奮を取り払う

逆運動興奮とは、運動興奮の対極にある状態を指しています。運動興奮とは、やる気がない状態でも、無理に体を動かすとやる気が出てくることです。

例えば、スポーツジムに行くのが面倒くさいなーと思って、行くまではグダグダしているのですが、行って体を動かしてしまえば、楽しくなってやり続けてしまう。これが運動興奮です。

一方、朝起きてからも布団から出ない、寝っ転がってテレビを観るというような行動をしていると、やる気が削げていって、ダラダラし続けてしまいます。これが逆運動興奮状態です。そのまま同じ部屋にずっと居続けたり、同じ人にしか会わないようになると、さらにうつ状態になり、ニートや引きこもりになってしまいます。

この逆運動興奮を防ぐために、僕は朝4時10分に起きたら、すぐに布団から出ます。ダラダラしてしまうので、ソファーは置いていません。すぐに服を着替えて、部屋には必要最低限のものしか置かないようにしています。テレビのアンテナは基本的に切っています。

ここまでやらないと、発達障害である僕は、すぐに怠け心を起こして、ニートのときのような、だらけた生活に逆戻りしてしまいます。逆運動興奮は、なるべく取り除いておくほうがいいでしょう。

・早起き

早起きをすることで、睡眠障害が解消され、時間を有効的に使えます。早起きのコツは、寝る時間がずれたとしても、必ず決まった時間に起きること。早起きのために早く寝てもほとんど意味がありません。

人間の体内時計は少し狂っていて、25時間を1日としています。早く寝たところで、ずれた時間をそうそう修正できないので、決まった時間に起きることが重要なのです。

寝不足はかなり苦痛を伴うので、これを利用して、夜更かししても強制的に早く起きて仕事に出かけます。そうすると、さすがに夜眠たくなるので、自然と早く眠れるようになります。

睡眠障害がある場合は、起きたときにブライトライトなどの人工照明器具を使って、1万ルクス以上の強い光を浴びるようにすると、体がその時間に起きるという学習をするので、快適な目覚めを得られるようになります。

早起きをするには、スモールステップで少しずつ目標の時間に近づけていくことが結果的に近道です。

8時に起きていた人が5時に起きると決めたら、まずは15分だけ目覚まし時計を早くかけます。7時45分に目覚めることを2週間続け、次にまた15分早めて7時30分にセットする。15分ずつのスモールステップで目標に近づけるのです。

このように、相談者それぞれに設定したプラスの生活習慣を、セッションを通じて達成していきます。ただし、一気に複数の目標を立てると挫折《ざせつ》しやすいので、一度に設定する目標は2つ。習慣化に成功したら、また新たに2つの行動を目標に立てます。

◉自己暗示による認知の是正

認知とは、簡単に言うと物事に対してどう考えるのかということを指します。認知から感情が生まれ、感情から思考と言動が生まれますが、発達障害の場合、認知自体が大きく歪んでいることが多いのです。

例えば、「アスペルガーは冗談が通じない」と、専門書やサイトなどによく書いてありますが、これは、普通の人なら「冗談だ」という正しい認知となるところを、発達障害の場合、「バカにしやがった、反撃しよう」という思考になってしまいます。なぜかというと、状況判断や思考に認知の歪みがあるからです。

よくある仕事上の失敗のはずが、発達障害の場合、極端に深刻に捉えて、相手先にわざわざ出向いて土下座してしまう。これも認知の歪みが起きていて、ミスに対する軽重の判断がおかしくなっているからです。

ケアレスミスが多いのは発達障害の人の特徴ですが、そこに尋常ではない恐怖心がプラスされてしまうので、自分はミスしかしない存在であると思い込んで、何をするにも怯えてしまう。これも認知の歪みです。

発達障害全般に劣等感が強いので、世の中を否定的に捉えているところがあります。これは、先に挙げたフィジカルを鍛えることによっていくぶんか軽減できますが、たいていの場合、根強く劣等感が残っているので、認知の是正法として自己暗示をよく使います。

劣等感が強すぎる場合、「無条件に自分が大好き」という言葉を、毎日計20分間、必ず口に出して唱えます。心がついていかなくてもかまいません。こうして脳に、自分は無価値ではないこと、無駄に劣等感を感じなくていいことを覚えさせていくのです。

英単語を覚えていくときのように、書きながら口に出して唱えれば、さらに効果はアップします。唱え続けることで、脳に強制的に「自分が好き」という新しい情報が入力され、書き換えられていきます。

ほかにも、否定的な認知は肯定的な言葉を唱えて自己暗示にかけることで、なくしていきます。例文を挙げるので、自分に当てはまるものをぜひ何度も口に出して唱えてみてください。

- 自分には好かれる価値がある。
- あの人に嫌われる理由がない。
- 緊張しているのは発達障害だからにすぎない。
- 自分には幸せになる価値がある。
- 不安になるのは発達障害だからで、自分の考えからではない。
- 嫌われたと思ったのは、発達障害特有の症状からで自分がそう思ったからではない。
・不安と恐怖心に根拠はない。なぜなら脳の器質障害がそう思わせているだけだから。

◉環境を設定する

ここまで改善に取り組んだら、今度は自分にとって心地よい、才能を発揮しやすい環境づくりをはじめます。

まずは、人生の多くの時間を過ごす職場環境を、よりよいものに設定していきます。

アスペルガーであれば、電話応対をしながら別の用事をこなすマルチタスク型の仕事は向いていません。また、少人数すぎる職場は、発達障害の症状が嫌でも目立ってしまうので、場合によっては避けなくてはいけません。

基本的に、発達障害が強みを発揮できる職場環境は次のようなところです。

・複雑な人間関係があったり、調整をする立場ではない。

・マニュアルが完備され、的確である。
・自分のペースで仕事ができる。
・自分のスペースが確保されている。
・自分の存在が目立たないぐらい大人数の職場。
・突発的な変更が少ない。
・客対応が少ない。

これから就職する人、もしくは転職を考えている人は、自分の特性をしっかり認識して職種を選ぶのはもちろんのこと、職場環境についてもチェックを怠らないようにしたいものです。

すでに就職している人は、現在の職場環境をいかに理想に近づけられるかを考えます。

例えば、これまで昼は同僚とランチに出かけなくてはいけなかった女性は、数回に一度、自分だけのランチタイムを設けることにしました。これにより、昼間に自分だけの時間を持てるようになり、ストレスがずいぶん軽減されたといいます。作業効率が前よりアップしたと報告してくれました。

発達障害の人は自分のペースで仕事をするほうが向いているので、できるなら自営することをすすめています。ただし、これは職種にもよるので、セッションでは、今ある環境をどれだけ快適に変えられるかを一緒に考えていくことが多くなっています。

そして、ストレスに弱い発達障害の人にとって、ストレスを解消するための環境を設定することも非常に重要になってきます。

生きているだけでストレスを感じてしまう発達障害の人にとって、ストレスをためない工夫は、生活する上で必須です。

ストレスを解消するための環境は、短期、中期、長期に分けて設定します。短期は、毎日10~15分以内に行ける場所。中期は週末などに2~3時間で行ける場所。長期は、1年に1~2回行ける場所を自分の好みで決めておきます。

例えば、短期は近所の面白い形の滑り台がある公園。中期は、足湯ができる近場の温泉地。長期は海外旅行や登山。というような、自分にとっての癒やされ環境をつくっておくことです。

ここでのポイントは、家以外の場所を選ぶことです。家は、「あそこを掃除しなくちゃ」「シャンプーが切れたから買っておかないと」などと雑事が目について、日常からは切り離せない場所だからです。

この短期・中期・長期の環境設定は、場所だけでなく活動でも設定できます。短期は家ですぐにできる趣味など、中期はちょっと手間がかかるけれどもリラックスできることなど、長期は用意するのに時間がかかるけれど楽しみで前日寝れなくなるようなことなど。

具体的には、短期は大好きなマンガを読む、中期はエステで全身フルコースを受ける、長期はよく釣れると評判の池に行って釣りやスキューバダイビングをする、という例が挙げられます。

このような儀式を定期的に行えば、ストレスを無駄にため込まずにすみます。儀式設定は、子ども時代に夢中になったゲームを再開することでも、家でのなりきりエアボーカルでも、中毒的にならなければ何でもかまいません。自分の好きなことを好きなように設定してください。

◉才能の発掘

僕のセッションは、成人の場合であれば、ふたつの目標を達成するように進めていきます。

ひとつは、発達障害のマイナスの症状をできる限り目立たなくすること。もうひとつは、才能が発揮できる仕事を一緒に見つけ、伸ばし、活かし、探すことです。

仮に無職の発達障害の人が症状を大幅に改善できたとしても、仕事がなければ自立は難しいのが現状です。仕事がない自分に絶望して、また症状がぶり返してしまうこともあります。

ここまでのプロセスを踏んでいれば、症状は著しい改善を見せていることが多いので、このタイミングで、本人の才能を見極め、就職、または転職、現在の仕事のさらなる発展を図ります。

僕が相談者の職を重視しているのは、4年間のニート生活で、経済的な不安が大きくのしかかってきた経験があるからです。「お金がなかったら、この先どうやって生きていけばいいのだろう」とパニックになることもありました。

発達障害の人は経済的に不安があると、気が狂いそうになるほど気持ちが追いつめられてしまいます。それをなくすためにも、才能を活かした職に就くことがとても重要となるのです。

発達障害のタイプ別の適職や才能の伸ばし方については第4章で詳しく説明してありますが、発達障害の人は、そもそも人間的魅力に溢れた特徴をたくさん持っています。

まず、素直であること。グレーゾーンの発達障害の人がセッションに来ると、素直にこちらの話を聞いて、一生懸命課題をこなそうと努力してくれます。話していても、騙《だま》そうとか、ウソをつこうとする人は少ないので、気持ちよく会話ができることが多いのです。

脳の器質障害により、短気なところはありますが、基本的には人にとてもやさしいという特徴もあります。これは、発達障害には繊細で傷つきやすい人が多いためで、人からやさしく接してほしいという願いが、無意識に行動に出ているためだと考えられます。

やさしくありたいと思っても、なかなか実行できることでないので、心やさしい人は、それだけで周囲に安らぎを与えてくれる存在なのです。

発達障害の人は、常識に欠ける行動を取ることもありますが、法律や決まり事を守ろうとする規範意識がとても強い傾向があります。ルール化された場所が心地いい場所なので、規則を守ることで自分を落ち着かせているのです。

だから、ルールに厳格な真面目な人と言えますが、一方で、ルール違反を絶対に許せないという融通の利かないところもあり、周囲を窮屈な思いにさせていることもあります。

このように、長所もたくさん持っているのですが、世間はどうしても、「かわいそうな人」というイメージでひとくくりにしています。たしかに発達障害には、生きていくうえで、つらい症状がたくさんありますが、その症状は、大きな才能の裏返しである可能性が非常に高いのです。

自閉症で普通の生活を送れず、いきなり事故でアスペルガーとなってからは糖質中毒に陥って体調を崩し、とうとうニートにまでなった僕でさえ、こうして這い上がり、なんとか社会生活を営めるようになりました。

真性のアスペルガーである僕でもできたのですから、グレーゾーンの発達障害であれば、自己改革をやり遂げるだけの能力を十分に持ち合わせているはずです。

「自分に才能なんてない」「自分は社会のお荷物だ」と思っている人は、僕のところに来てください。そんな人ほど、計り知れない大きな才能が眠っているはずですから。

おわりに

自分が発達障害かもしれないと悩んで、この本を手に取った人は多いことでしょう。アスペルガーやＡＤＨＤの症状に当てはまるような気もするし、そうでない気もする……。

でも、自分の生きづらさが発達障害ゆえのものだと知ったときに感じる安堵感は、多くの発達障害の人が感じています。

「あなたには障害がありますよ」と言われたら、普通、激しく落ち込むのではないかと想像します。しかし、自分なのに自分ではないような、自分自身が把握できない状況で生きるのは、障害があると認定されるよりも、もっとつらいことなのです。

こういった、病院での診断がつくほどではないグレーゾーンの発達障害を抱えている人は、自分がそうだと気づいたときに瞬間的に納得できて、今までの謎が解けたと喜びます。それでも、その先の対策がない場合には、やはり絶望感が湧いてきてしまいます。

子どもが発達障害だと分かった親にとっては、苦しさはさらに募ります。発達障害と分かる前の状態では、「子どもが不可思議な行動を取って、わけがわからないことばかりする。発達の速度も遅いので、育て方が悪いのでは？」と悩み、自分のせいだと自らを責めます。

しかし、実際に子どもが発達障害だと分かっても、対策が立てられなければ、今度は育児ノイローゼになってしまう。

発達障害の症状は多種多様なので、その人の症状に合わせて、対策を自分ひとりで立てるのは、至難の業です。

そこで、真性の〝どアスペ〟であり、自ら重い症状を克服した経験がある僕が、「同じ症状で悩む発達障害の方々にアドバイスできないだろうか」と考えて、今の仕事が生まれました。

僕はなぜ、自分で症状を軽減できたのでしょうか。

まずは、発達障害特有の過集中のスイッチが入って、自分の症状や障害について、病的とも言える密度で勉強ができたこと。

たまたま僕の脳の器質として、情報収集とその論理体系化がとても得意だったこと。

そして、僕の症状には軽くADHDが入っていたため、かいつまむことも得意だったこと。

つまり、ひとつだけを深掘りせず、あちこちのジャンルを幅広く勉強できて、それらの有用と思われる部分を結合させることができたからです。

「技術の大半を日本から持ってきて、強化ガラスをくっつけて作ったアメリカ製のiPhoneみたいな人だね」と言われることがありますが、まさにそれで、僕自身は何も生み出してはいませんが、それぞれの論理や情報のいいところをかいつまんで新規結合させる才能がたまたまあった、ということだったと今は思っています。

ただ、一番のきっかけは、19歳のときに「家から出て行け」と父親に言われたことです。このことがなかったら、僕は未だに父親の家に住んで、ニートをしながら「働いたら負け」と言っていたはずです。

父親に勘当されたおかげで、僕はこうしてカウンセリング業をはじめることができ、以来、僕は休む暇もなく仕事をこなす日々を送っています。ニートかワーカーホリック、という両極端な経歴を持つのも、「アスペルガーの僕らしい生き方だな」と自分で自分がおかしくなることもあります。

ひとつ言えることは、ニートで〝どアスペ〟の僕でも社会に復帰することができたということは、グレーゾーンの発達障害を持つ人は、僕よりもさらに活躍する可能性を秘めているということです。

発達障害という運命《さだめ》は変えることはできませんが、人生はいくらでも変えることができるということを知っていただければ、これに勝る喜びはありません。

吉濱ツトム

参考文献

『アスペルガー症候群・高機能型自閉症の人のハローワーク』（テンプル・グランディン、ケイト・ダフィー著　明石書店）
『発達障害の人の就活ノート』（石井京子著　弘文堂）
『アスペルガー症候群・高機能自閉症がよくわかる本』（原仁著　池田書店）
『アスペルガー症候群の「そうだったんだ！」が分かる本』（西脇俊二著　宝島社）

編集協力・金成泰宏（マスターマインド）、ＯｆｆｉｃｅＹｕｋｉ／
構成・田中智沙／装幀・三枝未央／ＤＴＰ・キャップス／
編集・松原健一

著者略歴

吉濱ツトム（よしはま　つとむ）

発達障害カウンセラー。幼少の頃から自閉症、アスペルガーとして悲惨な人生を歩む。他人とコミュニケーションができない、強い不安や恐怖がある、劣等感が激しい、病気にかかりやすい、慢性疲労があるなどの症状に苦しむ。その後、発達障害の知識の習得に取り組み、あらゆるアスペルガー改善法を研究し、実地に試す。数年後、「典型的な症状」が半減。26歳、社会復帰。同じ障害で悩む人たちが口コミで相談に訪れるようになる。以後、自らの体験をもとに知識と方法を体系化し、カウンセラーへ。個人セッションに加え、教育、医療、企業、NPO、公的機関からの相談を受けている。

著書に『アスペルガーとして楽しく生きる』（風雲舎）『隠れアスペルガーという才能』（ベスト新書）『片付けられないのはアスペルガー症候群のせいでした。』（宝島社）がある

発達障害《はったつしょうがい》とどう向《む》き合《あ》うか

2016年11月10日　初版第1刷発行
2022年 4 月10日　初版第4刷発行

著　者　　吉濱ツトム
発行者　　小山隆之
発行所　　**株式会社実務教育出版**
163-8671 東京都新宿区新宿 1-1-12
電話　03-3355-1812(編集)　03-3355-1951(販売)
振替　00160-0-78270

印刷所　　精興社
製本所　　東京美術紙工

ISBN978-4-7889-1038-6 C0047